아주 오래 앉아있는 사람을 위한 책

KATA KUBI KOSHI ATAMA DESKWORKER NO ITAMI
ZENBU TORERU ISHI GA OSHIERU SAIKYO METHOD
© Kenji Endo, 2020
All rights reserved.

Originally published in Japan by KANKI PUBLISHING INC.,
Korean translation rights arranged with
KANKI PUBLISHING INC., through Eric Yang Agency, Inc.

아주 오~~~래 앉아있는

놀랍도록 간편하고 짜릿하게 효과적인 사무직의 통증 해소법

사람을 위한 책

엔도 겐지 지음

신희라 옮김

SIDEWAYS

- 어깨가 단단히 뭉쳐서 컴퓨터 앞에 있기가 힘들다.
- 자도 자도 피로가 안 풀린다.
- 아침에 일어나면 온몸이 아프다.
- 두통약을 끊을 수가 없다.
- 허리가 아파서 앉기가 무섭다.

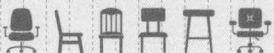

이런 증상은 사무직 근로자의 전형적인 고민입니다.

마사지나 도수치료를 받으면 당장은 나아지는 듯하지만, 며칠 지나면 도로 불편해지는 악순환. 병원에 가도 뾰족한 해결책은 없습니다. 몸이든 마음이든 딱 '이거다!' 싶은 문제는 없는데, 어딘가 불편하고 일에 집중도 안 됩니다.

하나라도 '내 이야기인데?'라고 생각하셨다면 이 책을 꼭 읽어 주셨으면 합니다.

이 책에서는 의학적인 근거를 바탕으로 어깨 결림, 목 통증, 요통, 두통, 만성피로 등 사무직이 겪는 고민을 깔끔하게 해결해 줄 쉽고 간단한 비법을 소개합니다.
이 책과 함께라면 피곤이 느껴지지 않는 상쾌한 하루하루를 보낼 수 있을 겁니다.

들어가며

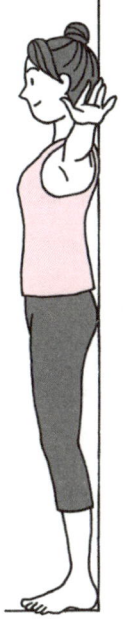

먼저 테스트를 해 보겠습니다. 벽에 등을 대고 서주세요.

①뒷머리 ②어깨 ③엉덩이 ④발꿈치

 네 곳을 제대로 벽에 붙여야 합니다. 그 자세에서 팔을 양옆으로 쭉 벌리고 손바닥을 아래쪽으로 향하게 한 뒤, 팔 전체를 벽에 붙인 채 천천히 머리 위로 올립니다. 무리하지 말고 천천히, 통증이 느껴지지 않는 정도까지만 올려봅시다. 팔이 어디까지 올라가나요?

이 테스트로 어깨뼈(견갑골) 주변의 움직임과 근육의 유연성을 측정할 수 있습니다. 즉, 어깨가 얼마나 굳었는지 단번에 알 수 있습니다.

어깨높이를 0도라고 했을 때 팔이 60도 이상 올라간다면 문제없습니다. 45~60도 사이라면 어깨뼈 주변 근육이 굳어 움직임이 제한된 상태이기 때문에 주의가 필요합니다.

45도 미만이라면 문제입니다. 어깨뼈를 감싼 근육이 딱딱하게 굳었다는 의미이기 때문입니다. 어깨가 심하게 결려서 고민하고 있지는 않나요? 증상을 자각하지 못하는 분도 있을 겁니다. 뒤에서 자세히 이야기하겠지만, 아무런 증상이 없는데도 어깨뼈 주변 근육이 뭉친 사람이 상당히 많습니다. 혹시 나는 괜찮을 거라고 생각하시나요? 실제로 해보면 60도 이상 올라가지 않는 분들이 꽤 있을 것입니다.

어떠신가요?

어깨 결림을 가볍게 생각하지 마세요. 어깨 결림은 여러분의 건강은 물론 업무 퍼포먼스에도 막대

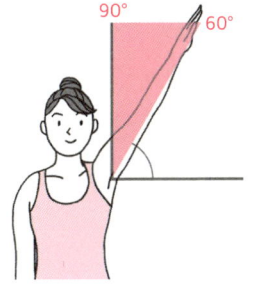

60도 이상

문제없음

어깨뼈 주변 근육이 유연하고
어깨뼈가 제대로 움직임

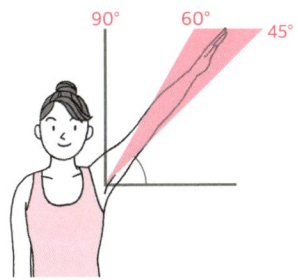

45도~60도 미만

어깨뼈 움직임이 나쁨

어깨뼈 주변 근육이 뭉쳐
움직이기 불편함

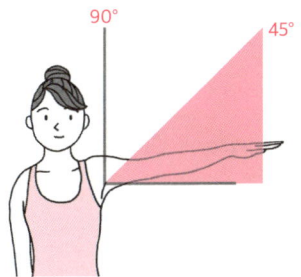

45도 미만

어깨뼈가 뻣뻣

어깨뼈 주변 근육이 뻣뻣하게
굳어짐

한 영향을 끼칩니다.

- 열심히 해보려고 해도 금방 지친다.
- 업무를 시작하기가 힘겹고, 시작하더라도 수월하게 진행되지 않아 항상 마감에 쫓긴다.
- 점점 일에 대한 의욕이 사라진다.
- 쉬어도 피로가 풀리지 않고 언제나 졸린다.
- 쉬다가 출근해야 하는 월요일이 고통일 뿐이다.

만약 매일 이런 생각이 든다면 그 원인은 여러분의 능력이나 의욕이 부족해서가 아니라 머리부터 골반까지 이어지는 '등의 불편감' 때문일지도 모릅니다.

현대 사회에서는 사무직으로 일하는 사람이 대다수입니다. 여기서 말하는 사무직이란 하루 종일 컴퓨터 앞에 앉아있는 사람은 물론 하루에 대략 2시간 이상 앉아서 일하는 사람을 모두 포함합니다. 앉아서 일하는 방식 자체가 어깨와 목의 결림, 허리 통증을 유발하는 원인입니다. 프롤로그에서 자세하게 설명하겠지만 어깨 결림이나 목·허리 통증은 여러 증상을 일으킵니다.

먼저 '결림'에 의한 불쾌감, 통증은 당연히 그 자체로도 고통입니다. 어깨 결림이 목 통증으로 이어진다는 사실은 잘 알려져 있는데 때로 구역감이나 현기증 같은 증상을 동반하기도 한다는 것은 모르는 사람이 많습니다. 그 외에도 저 같은 정형외과 의사에게는 상식이지만 사람들에게는 의외로 알려지지 않은 증상들이 있습니다.

▪ 결코 얕봐서는 안 될 '결림'과 '통증'

무기력, 집중력·기억력 저하, 불안정한 마음, 불면, 눈이 쉽게 피로해지고 잘 보이지 않는 증상 등이 여기에 해당합니다. 목·허리의 결림과 통증은 업무 효율에 악영향을 끼칠 뿐 아니라 몸과 마음 모두에 문제를 일으킵니다.

'이게 다 결림 때문이야?' 하고 놀라셨죠? 맞습니다. 모두 결림과 통증이 일으키는 전형적인 증상입니다.

이뿐만이 아닙니다. 결림이나 통증을 방치하면 우리의 몸과 마음을 제어하는 자율신경계의 균형이 무너집니다. 더 심해지면 자율신경기능이상, 우울증 같은 마음의 질병이 생기기도 합니다. 마음이 불안해지면 업무 퍼포먼스가 떨어지는 정도로 끝나지 않습니다. 회사를 계속 다닐 수 있느냐 없느냐 수준의 문제로 이어지는 것이죠.

별다른 이유 없이 의욕이 안 생기고 기운도 없다, 일이 재미없다, 출근하기 싫다, 자리에 앉아있기 힘들다, 원래도 잘 안 맞던 동료의 행동이 평소보다 더 거슬린다….

이런 증상이 나타난다면 대부분 스트레스가 많이 쌓여서 그렇다고 생각합니다. 정신건강의학과에 가는 사람도 있을 겁니다. 물론 그게 정답인 경우도 있습니다. 반면 뭉친 어깨를 풀었더니 정서적 불안이 해소되는 사례도 있습니다.

'결림'은 언뜻 전혀 상관없어 보이는 증상으로 이어지기도 하기 때문입니다.

▪ 결림은 겉이 아니라 속에서부터 풀어야!

몇 년 전까지만 해도 어깨 결림이나 요통은 뼈나 관절 문제라고 여겨졌습니다. 하지만 이제는 근육 뭉침 혹은 수분과 피로물질로 인한 부기가 결림의 원인이라는 사실이 밝혀졌습니다.

근육은 손으로 누르거나 기구를 사용해 바깥에서 한 지점을 강하게 자극하면 더욱 굳어지는 성질이 있습니다. 즉, 증상이 더욱 심해집니다. 마사지를 받거나 도구를 사용해 근육을 풀어도 얼마 지나지 않아 다시 아픈 이유가 여기에 있습니다. 이를 막기 위해서는 몸 안에서부터 근육을 풀어야만 합니다.

이 책에서는 의학적인 근거를 바탕으로 근육을 다치게 하지 않으면서 뭉친 곳을 풀고 부기를 빼주는 운동 세 가지를 소개합니다. 바로 어깨뼈 떼어내기 스트레칭, 골반 진자 운동, 까치발 체조입니다. 누구라도 간단히 할 수 있지만 깜짝 놀랄 만한 효과를 맛볼 수 있습니다.

운동의 효과를 최대화하기 위해서는 통증을 일으키는 근육이 어디인지 특정한 뒤, 그 근육을 집중적으로 풀어서 편하게 움직일 수 있도록 해야 합니다. 똑같이 어깨가 결리더라도 통증을 유발하는 근육은 사람마다 다릅니다. 자신의 결림과 통증이 어떤 근육 때문인지를 파악해 잘 움직일 수 있게 도와주는 '흘려 보내기 마사지'도 소개할 예정이니 집중해 주세요.

책에서 소개하는 마사지와 운동을 더 쉽게 이해할 수 있도록 동영상도 준비해 두었습니다. 소개 페이지마다 QR코드를 첨부했으니, 스마트폰으로 스캔하여 확인해 보세요.

- **의사가 고안한 비법으로 인생을 바꿀 수 있다**

이쯤에서 제 소개를 하겠습니다. 저는 도쿄의과대학을 졸업한 뒤 미국 록펠러 대학교, 도쿄의과대학 이바라키 의료센터 정형외과 과장을 거쳐 현재 같은 대학의 교수로 근무하며 척추, 척수와 관련된 연구를 하는 동시에 대학병원에서 환자를 진료하고 있습니다. 이러한 이력을 가진 제가 왜 어깨 결림, 요통과 관련한 책을 썼을까요? 그 이유는 크게 두 가지입니다.

첫째, 저는 어깨 결림과 요통으로 고통받은 적이 있습니다. 이때의 경험을 바탕으로 어깨, 목, 허리 통증은 무척이나 고통스러우며 업무에도 악영향을 준다는 사실을 글자 그대로 '통감(痛感)'했습니다.

둘째, 어깨 결림과 요통은 직장인이라면 대부분 안고 있는 고민이지만 그 심각성에 비해 '어쩔 수 없지' 하고 참으며 넘기는 경우가 많습니다. 요즘 어깨가 너무 뭉쳐서 아프니 병원에 가야겠다고 생각하는 사람은 거의 없습니다. 회사에 다니는 이상 어깨 결림에서 벗어날 수 없다고 직업병처럼 생각하는 경우도 많습니다.

정형외과 의사는 결림과 통증을 해결하고 고통 없이 사는 방법을 알고 있습니다. 물론 통증이 사라지면 회사 생활, 나아가 인생이 얼마나 나아지는지도 잘 이해하고 있지요. 어깨와 허리 통증으로 고통받는 사람들이 굳이 병원까지 가지 않더라도, 이 책을 통해 지식을 습득함으로써 증상이 호전된다면 정말

기쁘겠습니다.

본편에서 자세히 설명하겠지만, 사무직의 하루는 인체 설계 기준으로 보면 매우 부적절합니다. 이런 측면에서 생각하면 사무직은 무척이나 힘든 직종입니다. 그러나 이 책에서 알려드린 방법으로 결림과 통증을 날려버리면 심신의 균형이 바로잡히고 긍정적이면서 활력 넘치는 하루하루를 보낼 수 있게 될 것입니다.

가장 먼저 해야 할 일 중 하나가 '하루 종일 앉아 있어서 생기는 결림과 통증에 대비하기'입니다. 독자 여러분이 매일매일을 건강하게 보내고 업무 퍼포먼스를 향상할 수 있도록 이 책이 '건강서 겸 자기계발서'로서 재미와 도움을 모두 줄 수 있길 진심으로 기도합니다.

도쿄의과대학 교수·의사
엔도 겐지

차례

- ♥ 들어가며   007

프롤로그 결림과 통증이 업무에 미치는 3대 리스크

- **리스크 1** 집중력, 판단력, 의욕이 저하된다   023
- **리스크 2** 수면의 질이 낮아진다   028
- **리스크 3** 만성두통, 눈의 피로가 생긴다   030

제1장 사무직이 일하는 방식은 결림과 통증을 부른다

- 계속 같은 자세로 있으면 근육이 굳는다   039
- 스트레스가 어깨, 목, 허리 통증을 증폭시킨다   047
- 스마트폰을 볼 때 머리는 더 무거워진다   050
- 자세와 요통의 깊은 연관성   057
- *제1장 정리   061

제2장 올바른 마사지 방법으로 컨디션을 끌어올리자!
의사가 알려주는 최고의 몸 관리법

- 주무르지 말고 흘려 보내야 065
- 결림, 통증에 큰 영향을 미치는 '근막'이란? 069
- 흘려 보내기 마사지의 포인트 072
- **패턴 1** 팔을 옆으로 들 때 아프다면 076
- **패턴 2** 겨드랑이를 붙이고 팔을 좌우로 움직일 때 아프다면 078
- **패턴 3** 팔꿈치를 들고 팔을 돌릴 때 아프다면 080
- **패턴 4** 머리를 숙이고 좌우로 돌릴 때 아프다면 082
- **패턴 5** 머리를 좌우로 돌릴 때 아프다면 084
- **패턴 6** 상체를 앞으로 숙일 때 등이 아프다면 086
- **패턴 7** 상체를 앞으로 숙일 때 엉덩이가 아프다면 088
- **패턴 8** 상체를 좌우로 기울일 때 옆구리가 아프다면 090
- ★ 제2장 정리 092

제3장 결림과 통증을 순식간에 해결하자!
의사가 고안한 어깨뼈 떼어내는 방법

- 자세를 바로잡아 결림과 통증을 해소하는 3가지 운동법 097
- 어깨뼈를 편하게 해주는 '어깨뼈 떼어내기 스트레칭' 102
- '어깨뼈 떼어내기'의 효과 105
- 골반이 바로 서면 몸의 불균형이 잡힌다! '골반 진자 운동' 109
- 아무튼 기분 좋아지는 '까치발 체조' 113
- ★ 제3장 정리 117

제4장 효과 최고! 회사에서도 할 수 있는
퍼포먼스 향상 습관 6가지

- 15분에 한 번! 앉은 자세를 바로 하면 등허리 부담이 줄어든다 121
- 턱만 당겨도 자세가 리셋된다 127
- 어깨뼈만 모아도 허리가 펴진다 130
- 짐볼과 똑같은 효과를 내는 사무용품은? 132
- 책상에 팔을 기대자 137
- 일부러 걷는 습관을 들이자 143
- ★ **제4장 정리** 147

제5장 생활 습관을 조금만 바꾸자!
결림과 통증에서 벗어나는 8가지 비결

- 목이 아프다면 등받이 없는 의자에 앉기 151
- 뒤척이는 수면 환경 조성하기 154
- 칼슘, 마그네슘 충분히 섭취하기 160
- 수분 섭취로 부교감신경 활성화하기 163
- 출근할 때는 어깨가 편한 옷을 입자 167
- 스마트폰을 할 때는 시간과 자세에 주의하기 170
- 마사지 숍에서 얻을 수 있는 의외의 효능 174
- 지칠 때는 그냥 쉬자 177
- ★ **제5장 정리** 180

- ♥ **특별 부록 1** 182
- ♥ **특별 부록 2** 194
- ♥ **나가며** 203

프롤로그

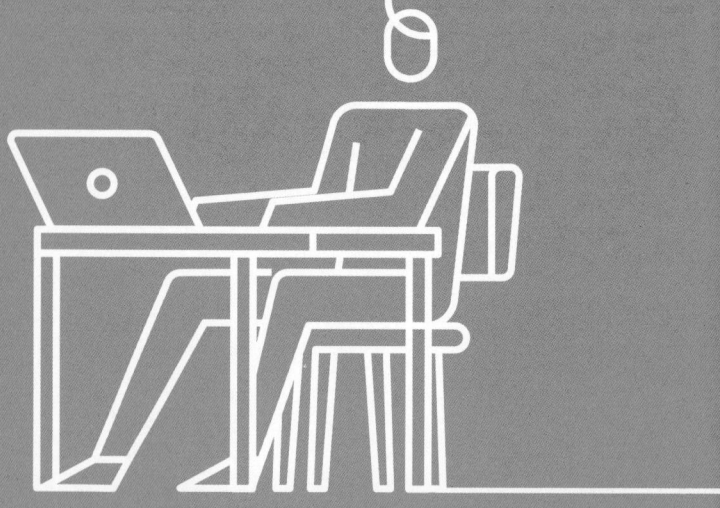

결림과 통증이 업무에 미치는 3대 리스크

리스크 1 집중력, 판단력, 의욕이 저하된다

결림과 통증이 업무에 악영향을 끼친다는 사실은 「들어가며」에서 이미 말씀드렸습니다. '어깨 결림이나 요통이 없으면 물론 더 좋겠지만, 이런 증상이 그렇게까지 심각한 영향을 미칠까?' 하고 반신반의하는 분도 있을 것입니다. 이번 장에서는 어깨, 목, 허리의 결림과 통증이 얼마나 무서운지 자세히 알아보겠습니다.

먼저 업무 생산성과 직결되는 집중력, 판단력에 미치는 영향부터 살펴보겠습니다.

※ '결림'과 '통증'은 어떻게 집중력을 저하시키나?

결림과 통증은 집중력과 판단력에 어떤 영향을 미칠까요? 어깨, 목, 허리가 결리고 통증이 있다는 사실은 바꿔 말하면 해당 부위에서 항상 근육통을 느낀다는 뜻입니다. 이런 상태가 지속되면 계속 아픔을 느끼는 뇌에도 영향을 끼칩니다. 뇌는 통증 유발 물질(Substance P)의 작용을 방어하는 호르몬인 세로토닌을 분비하는데, 이 세로토닌의 분비가 줄어드는 것이죠.

세로토닌은 스트레스를 완화하고 긴장을 풀어주는 호르몬입니다. 세로토닌이 충분히 분비되지 않으면 어떻게 될까요? 몸이 쉬지를 못하겠죠. 이른바 '긴장 모드'가 유지되는 것입니다. 이를 '교감신경 과긴장'이라고 부릅니다.

인간의 몸과 마음은 자율신경계라는 시스템에 의해 정상적으로 작동하게 되어 있습니다. 자율신경계는 교감신경과 부교감신경으로 구성되는데, 교감신경은 긴장 모드, 부교감신경은 이완 모드를 담당합니다. 두 신경계가 제때 선수교체하며 균형을 잡아야만 심신이 건강하게 유지될 수 있습니다. 그런데 결림이나 통증 때문에 뇌에서 세로토닌이 제대로 분비되지 않으면 교감신경이 계속 활성화되어 긴장 모드가 유지됩니다.

무언가에 집중하기 위해서는 긴장도 필요합니다. 교감신경이 작동하지 않으면 집중하기가 어려울 것입니다. 하지만 교감신경이 계속 활성화되어 있으면 필요한 때 집중력을 제대로 발휘할 수 없습니다. 부교감신경 역시 적당히 작동하여 이완할 수 있어야만 꼭 필요한 순간에 집중할 수 있습니다. 이런 사유로 만성적인 결림과 통증은 교감신경 과긴장을 일으키고 집중력 저하의 원인이 됩니다. 집중력이 떨어지면 당연히 판단력도 흐려지겠죠.

항상 어깨가 뻐근하다, 목이 불편하다, 허리가 아프다…. 이런 증상을 방치하면 집중력과 판단력이 떨어지고 자연스레 업무 효율도 점점 낮아집니다.

🏵 원인 불명 컨디션 난조, 결림이 원인일 수도

자율신경계 불균형은 집중력, 판단력만 떨어트리는 것이 아닙니다. 병원에 갈 정도는 아니지만 매일매일 피곤한 분도 많을 텐데요. 항상 나른하고 피곤하다, 피곤해 보인다는 말을 자주 듣는다, 쉽게 짜증 난다, 특별한 일이 없어도 늘 불안하다, 월요일만 되면 컨디션이 나쁘다 등등의 증상을 예로 들 수 있습니다.

이는 업무나 새로운 목표에 도전할 의욕을 떨어트립니다. 물론 원인은 저마다 다양합니다. 검사를 받아보니 중대한 질병이 발견되는 경우도 있습니다. 하지만 건강검진을 받아도 특별한 진단이 안 나오거나, 당장 병원에 갈 만큼의 극심한 통증은 없지만 컨디션이 좋지 않다면 자율신경계가 제대로 작동하지 않는다고 의심해 볼 수 있습니다. 자율신경계 교란으로 몸과 마음의 컨디션 난조가 일어나는 것이죠. 즉, 앞서 언급한 증상은 모두 결림과 통증이 원인일 수 있습니다.

인간은 책상 앞에 앉아 가만히 있는 상태가 지속

되면 불안, 공포 같은 부정적인 감정을 느끼게 된다고 합니다. 이는 분명 천적으로부터 몸을 지키기 위한 동물적 본능일 것입니다.

문제는 일반적으로 이러한 증상이 결림이나 통증과 관련이 있다고 여겨지지 않는다는 점입니다. 쉽게 지친다고 정형외과에 가서 어깨나 허리 상태를 진찰받는 사람은 없을 것입니다. 초조함, 의욕 저하, 불안감이 심하면 보통 정신건강의학과에 가겠지요. 결림, 통증 때문에 자율신경계 균형이 무너져 심신의 컨디션 난조로 이어지는 경우가 많지만, 그 원인을 해소할 수 있는 치료법을 찾으려는 사람은 거의 없습니다. 이것이 바로 문제입니다.

각각의 증상에 맞춰 치료받더라도 근본적인 원인이 결림, 통증에 있다면 그 뿌리를 해결하지 않는 한 자율신경계 균형은 회복되지 않습니다. 회복되기는커녕 계속 방치하면 업무 의욕이 저하되고 종국에는 자율신경기능이상, 우울증 같은 마음의 병으로 이어질 수 있습니다. '단순한 어깨 결림'이라고 얕볼 상황이 아니라는 사실을 꼭 기억하길 바랍니다.

리스크 2 수면의 질이 낮아진다

자율신경, 즉 교감신경과 부교감신경에는 또 다른 중요한 역할이 있습니다. 교감신경은 긴장 모드, 부교감신경은 이완 모드를 담당한다고 앞서 설명했습니다. 이 '분담'을 시간대로 나누어 살펴보면 낮에는 주로 교감신경이 활성화되고, 밤에는 부교감신경이 활발해집니다. 따로 설명할 필요도 없이 낮은 활기차게 움직이는 시간이고 밤은 편안하게 휴식을 취하는 시간이기 때문입니다.

이는 곧 교감신경과 부교감신경의 균형이 깨지면 각성과 수면의 균형도 무너진다는 뜻입니다. 밤에는 푹 잠들지 못하고 낮에는 졸리고 멍한, 매우 고통스러운 상태를 맞닥뜨리게 됩니다. 결림, 통증으로 고통받는 분이라면 수면 문제로도 고민하고 있을 가능성이 높습니다.

✹ 숙면하지 못하고 피로가 안 풀린다면 결림과 통증을 의심해 보자

잠을 깊이 자지 못하는 사람은 작은 소리에도 쉽게 깨고 그 뒤로 다시 잠들기 어렵습니다. 충분히 잠을 잔 날에도 피로가 전혀 풀리지 않는다고 느끼는 사람도 많습니다. 숙면하지 못하니 낮에는 졸리고 온종일 하품을 달고 산다는 것도 흔한 고민입니다.

이렇듯 잠을 푹 자지 못하는 나날이 지속된다면 결림과 통증에 그 원인이 있을지도 모른다고 의심해 봐야 합니다. 잠을 제대로 못 자는데 당연히 일이 잘 돌아갈 리가 없습니다. 그뿐만 아니라 장기적으로는 각종 질병이나 컨디션 난조를 겪게 되고, 이미 몸이 아픈 상태라면 증상이 더 심해질 수 있습니다.

건강하게 살아가기 위해 없어서는 안 될 양질의 수면을 확보하기 위해서라도 결림과 통증을 해소해야만 합니다.

리스크 3 만성두통, 눈의 피로가 생긴다

끈질긴 두통에 고통받으며 손에서 두통약을 놓지 못하는 직장인이 적지 않습니다.

특히 일에 몰두할 때 심한 두통이 찾아오기도 하고, 바쁘거나 스트레스가 쌓일 때 통증이 심해지기도 합니다. 비가 와서 기압이 낮아지면 바로 두통이 악화되는 일도 있습니다. 업무에 집중해야 하는데 머리가 아프면 무척 곤란합니다. 업무 중에 두통으로 고통받는다면 본래의 기량을 발휘하기가 쉽지 않습니다. '이런 통증만 없다면 더 잘할 수 있을 텐데!'라고 생각하는 두통 환자의 숫자도 상당합니다.

수많은 사회인을 고통스럽게 하는 두통도 사실은 어깨와 목의 결림 때문에 발생하는 전형적인 증상입니다. 어깨, 목의 결림으로 인한 두통에는 크게 두 가지 종류가 있습니다.

첫 번째는 근육이 긴장하며 생기는 두통입니다.

어깨나 목이 뭉치면 여기에 연결된 뒤통수 근육

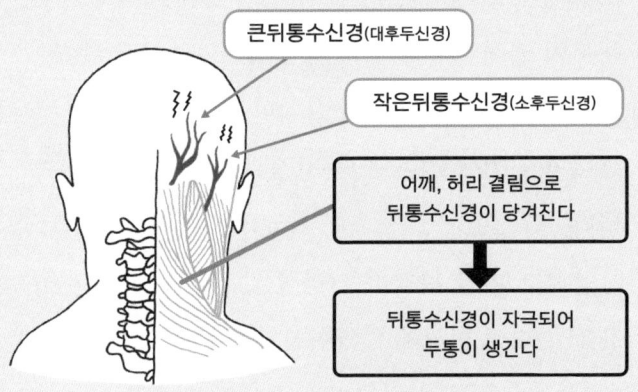

이 당겨지는데 그러면 뒤통수신경이 자극되어 두통이 생깁니다. 그림에서 설명하듯이 첫 번째 종류의 두통이 있을 때는 주로 뒤통수가 아프고 둥둥 떠 있는 듯한 현기증을 느끼기도 합니다.

두 번째는 자율신경계와 관련된 두통입니다.

결림이나 통증으로 자율신경계가 교란되면 뇌는 고통에 민감해집니다. 그러면 자그마한 자극에도 두통이 일어납니다. 급격한 기압 변화로 생기는 두통은 대부분 여기에 해당합니다. 염증으로 인한 두통이 아니기에 약이 잘 듣지 않는다는 특징이 있습니다.

참고로 기압 변화가 컨디션에 영향을 미치는 이유는 완벽히 밝혀지지 않았지만, 비 오기 전과 같이 기압이 낮을 때면 반고리관을 통해 고통을 느끼기 쉬워진다고 알려져 있습니다.

✹ 결림은 눈의 피로와 통증을 일으킨다

어깨와 목의 결림은 두통뿐만 아니라 눈을 침침

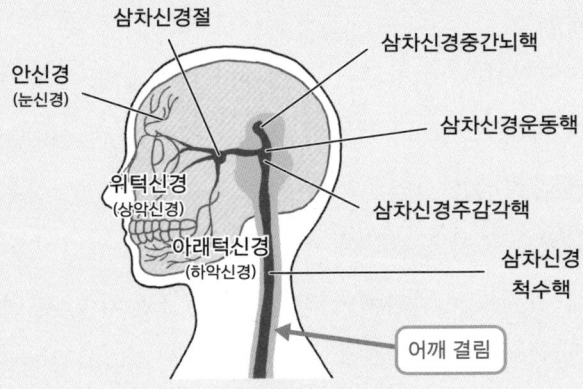

하게 하고 피로감과 통증을 유발하기도 합니다. 어깨나 목이 결려서 뒤통수 근육이 당겨지면 뇌줄기(뇌간)에 자리한 안뜰신경(전정신경)이 자극받는데, 그로 인해 사물을 볼 때 초점이 흐려지기도 하고 커서 같이 움직이는 물체를 따라가기 힘들어지는 등의 증상이 생깁니다. 또 두통과 마찬가지로 기압 변화로 인한 자율신경계 불균형 때문에 눈이 아프기도 합니다.

여기서 끝이 아닙니다. 어깨나 목이 뭉치면 목에서 머리로 연결된 신경이 자극됩니다. 이 자극이 눈과 관련된 신경인 '삼차신경'으로 전달되면 눈 깊은 곳에 통증이 생깁니다. 이러한 증상은 그 원인이 눈에 없으므로 안과에서 진찰받아도 소용이 없고 안약도 효과가 없습니다. 삼차신경은 아래턱신경(하악신경)과도 연결되어 있습니다. 따라서 어깨와 목의 뭉침 때문에 치아 교합이 나빠지기도 합니다.

여기까지 읽으면서 '이런 증상들이 모두 어깨 결림 때문이었구나!' 하고 깨달은 분도 많으시죠? 이제 결림과 통증을 제대로 다스리면 컨디션이 개선되고 집중력이 좋아져 업무 퍼포먼스가 향상된다는 원리가 이해되셨을 겁니다.

결림과 통증 자체는 너무 심각한 상태가 아니라면 참고 견딜 만한 고통일지 모릅니다. 실제로 적당히 견디면서 살아가는 사람이 대부분입니다. 자각 증상이 별로 없을 때도 있습니다. 하지만 집중력 저하, 자율신경계 불균형, 불면, 두통 같은 증상을 그저 참고 방치한다면 어마어마한 결과를 마주하게 될 것입니다.

결림과 통증은 그 자체로 고통입니다. 그리고 그로 인한 파급효과도 매우 심각하다는 사실을 꼭 기억하길 바랍니다.

제1장

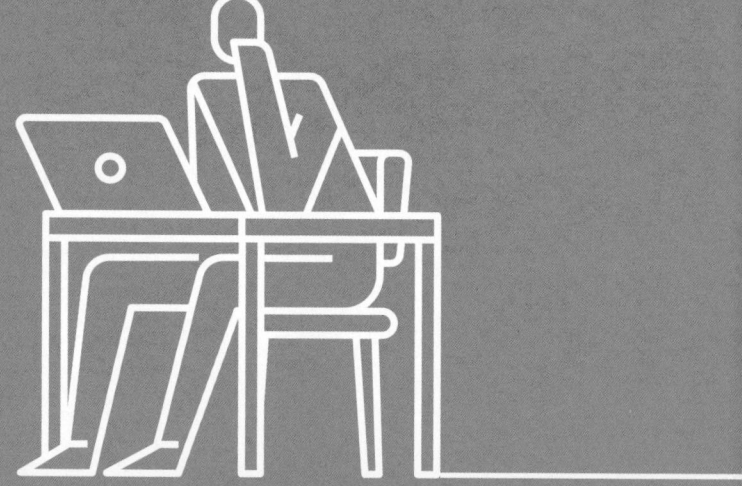

사무직이 일하는 방식은 결림과 통증을 부른다

계속 같은 자세로 있으면 근육이 굳는다

제1장에서는 사무직 근로자가 일하는 방식이 어떻게 결림이나 통증으로 이어지는지 자세히 알아보겠습니다. 자신이 일하는 방식 중 무엇이 문제인지를 깨달아야만 생활 습관을 개선하고 업무 퍼포먼스를 향상할 수 있습니다.

 먼저 결림과 통증이 생기는 이유부터 간단하게 설명하겠습니다.

🔴 인간의 몸은 가만히 있으면 굳는다

당연한 이야기이지만 인간의 몸은 움직여야만 합니다. 인간뿐만 아니라 모든 동물이 그렇습니다. 동물의 몸은 나무나 풀 같은 식물처럼 가만히 있는 데 적합한 구조가 아닙니다. 그렇기에 움직일 동(動)자를 써서 동물(動物)이라고 하겠지요.

인간의 몸을 구성하는 근육 역시 움직여야만 건강한 상태가 유지되도록 설계되어 있습니다. 적절히 쓰이는 근육은 마치 펌프같이 혈액을 흡수하고 내뿜습니다. 혈액은 근육에 영양분과 효소를 전달합니다. 동시에 근육에 쌓여있던 '피로물질(젖산, 인산 등)'을 배출해 줍니다. 덕분에 근육은 건강한 상태를 유지할 수 있습니다.

하지만 사무직으로 일하다 보면 같은 자세를 오랫동안 가만히 유지해야만 합니다. 컴퓨터 앞에 앉아 일하면서 팔을 돌리거나 주위를 돌아다니지는 않겠죠. '같은 자세로 가만히 있기'라는, 동물의 몸에 맞지 않는 행동을 해야만 하는 일이 바로 사무직입니다. 이를 무리하게 지속하면 어떻게 될까요?

✸ 같은 자세로 계속 있으면 악순환에 빠진다

같은 자세를 유지하면 근육은 움직이지 않습니다. 근육이 움직이지 않는다는 것은 곧 혈액을 흐르게 하는 펌프가 멈춰있다는 것입니다. 그뿐 아니라 움직이지 않는 근육은 점점 단단히 굳어져 혈관을 압박하기 시작합니다. 자연스레 혈액순환도 안 좋아집니다. 그러면 근육에 필요한 효소나 영양분이 전달되지 않습니다. 더 큰 문제는 혈액순환을 통해 밀려나야 하는 피로물질이 점점 쌓여만 간다는 사실입니다. 피로물질이 쌓이면 가장 먼저 피로감을 느낍니다. 피로감은 곧 결림이나 통증 같은 불쾌감으로 변화합니다.

이와 같은 프로세스가 어깨에서 일어나면 어깨 결림, 목에 생기면 목 결림, 목 통증이 됩니다. 등이나 엉덩이 같은 골반 주변 근육에서 일어나면 요통이 되는 것이죠. 이러한 '통증'은 상처로 인한 통증과는 다르게 피로감을 동반합니다. 여기에서 끝난다면 다행이지만 안타깝게도 사태는 더욱 나빠질 가능성이 높습니다.

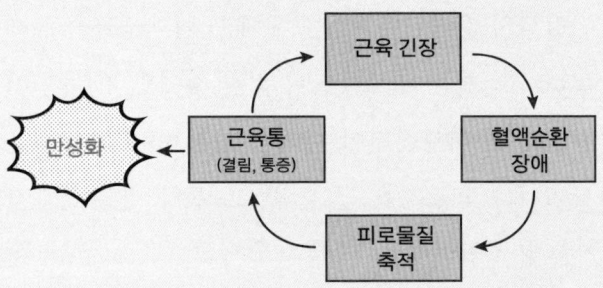

왼쪽의 그림을 함께 보시죠. 결림, 통증의 메커니즘은 사람을 악순환에 빠지게 합니다.

인간의 신체는 통증을 느끼면 반사적으로 긴장하도록 만들어져 있습니다. 근육통(결림, 통증)을 느낀 근육은 한층 더 긴장합니다. 이에 따라 혈관이 더욱 압박받으며 혈액순환은 나빠집니다. 자연스레 피로 물질이 쌓이기 쉬운 환경이 되고 근육통이 심해집니다. 통증이 커질수록 근육은 더 많이 긴장하게 됩니다.

결림과 통증을 만성적으로 느낀다면 이미 이러한 악순환에 빠져있다고 할 수 있습니다. 의사가 '규칙적으로 운동하세요' 하고 끊임없이 말하는 이유가 여기에 있습니다. 하지만 현대 사회에서는 몸을 움직일 기회가 점점 줄고 있습니다. 특히 사무직에 종사한다면 계속 같은 자세로 일하는 업무 스타일에서 벗어날 수 없습니다. 이는 굉장히 심각한 문제입니다.

같은 자세를 유지하여 근육이 움직이지 않는 상태를 '부동화(不動化)'라고 부르겠습니다. 부동화가 결림과 통증의 가장 큰 원인입니다. 참고로 결림보다도 훨씬 강렬하고 심각한 통증인 담이나 허리를 삐끗하는 증상 역시 같은 메커니즘으로 나타납니다.

✺ 자세가 좋아도 주의해야

자세가 좋은 사람이라도 사무직 근로자의 부동화에 관심을 기울여야만 합니다. 결림이나 통증을 방지하기 위한 가장 좋은 방법은 바른 자세를 유지하는 것입니다. 어깨를 움츠리고 있으면 어깨 결림이 심해지고, 궁둥뼈(좌골)가 무너진 자세로 앉으면 허리에 무리가 갑니다.

그럼 자세만 좋으면 모든 문제가 해결될까요? 그렇지 않습니다. 자세가 아무리 좋아도 같은 자세를 계속 취하고 있으면 역시나 부동화가 일어납니다. 근육이 굳어지는 것이지요. 따라서 자세가 좋더라도 주기적으로 움직이는 습관이 중요합니다.

✺ 30분에 한 번은 의식적으로 움직이자

'움직이지 않는 게 나쁘다는 건 알겠는데, 얼마마다 움직여야 한다는 거지?' 하는 의문이 머릿속에 떠오를 것 같습니다. 답은 30분입니다. 인간은 15~30분간 부동화되면 정맥의 혈액량이 15~20퍼센트 감소한다고 알려져 있습니다. 30분 동안 책상 앞에 앉아 있었다면 이미 부동화로 인한 다양한 폐해가 일어나기 시작했다는 사실을 기억하세요.

물론 개인차가 있어서 15분 만에 어깨가 결리기 시작하는 사람도 있습니다. 책상에 앉아 일한다면 아무리 바빠도 30분에 한 번은 움직여야 한다고 생각하면 좋겠습니다. 주기적으로 몸을 움직이면 정신적으로도 좋은 영향을 받습니다.

몸을 움직일 때 기분이 좋아진다는 것은 의학적으로도 밝혀진 사실입니다. 몸을 움직이면 근육 속에 있는 '마이오카인(Myokine)'이라는 물질이 배출됩니다. 마이오카인은 뇌를 자극해 행복 호르몬인 도파민을 분비하게 하여 기분을 좋게 만든다고 알려져 있습니다. 달리기할 때 기분이 좋아지는 '러너스

하이(Runner's High)'도 여기에 해당합니다.

    구체적으로 어떻게 움직이면 좋을지에 관해서는 뒤에서 자세히 살펴보겠습니다.

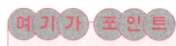
단 30분만 가만히 있어도 근육은 굳기 시작한다.

스트레스가 어깨, 목, 허리 통증을 증폭시킨다

또 한 가지 놓쳐서는 안 될 부분이 바로 스트레스입니다.

부동화는 나쁘다, 같은 자세로 있으면 안 된다고 하지만 기분에 따라 해로움의 크기가 달라지기도 합니다. 예를 들어 아무 말도 하지 않고 가만히 앉아서 1시간 동안 회의에 참석했을 때의 부동화와 좋아하는 게임에 1시간 동안 몰두했을 때의 부동화 사이에는 큰 차이가 있습니다. 게임은 하루 종일 해도 어깨가 뭉치지 않는다는 사람이 있을 정도입니다. 물론 그렇다고 해서 부동화가 몸에 좋은 습관은 아니지만 말입니다.

스트레스가 결림과 통증을 늘리는 이유

사무 업무가 결림이나 통증의 원인이 되기 쉬운 이유는 부동화 습관뿐만 아니라 업무로 인한 스트레스가 따라오기 때문입니다. 일하는 이상 스트레스를 피할 수는 없습니다. 스트레스를 받으면 어떤 일이 벌어질까요? 벌써 이 책에 몇 번이고 등장한 교감신경이 활발해집니다. 즉, 심신이 긴장 모드에 빠지게 됩니다. 근육은 금세 긴장하고 뭉치기 쉬워지며 혈액순환도 나빠집니다. 교감신경이 활발해지면 결림과 통증에 대한 민감도도 높아집니다. 스트레스를 받을수록 통증에 더 예민해지는 이유가 여기에 있습니다.

프롤로그에서 설명했듯이 결림과 통증은 자율신경계 균형을 깨트리고 세로토닌 분비를 방해하여 스트레스에 민감해지게 만드는 악순환의 원인입니다. 자율신경계 균형이 깨지면 뇌는 통증을 예민하게 받아들입니다. 결림, 통증과 스트레스가 서로 영향을 주고받는 것이죠.

'오늘 내로 이 자료를 완성해야 해', '이번 달 매출이 잘 안 나오네', '또 부장님한테 혼났어' 같은 일상적인 스트레스를 받으며 부동화된 채 매일 컴퓨터 앞에 앉아있는 분들이 많습니다. 이러한 사무직의 일상이 인간의 몸과 마음에 얼마나 가혹한 환경인지 아시겠죠?

> **여기가 포인트**
> 업무 스트레스는 긴장의 원인인 결림과 통증을 증폭시킨다.

스마트폰을 볼 때 머리는 더 무거워진다

사무직이 일하는 방식이 안 그래도 몸에 부담을 주고 있는데, 최근에는 책상에 앉아있지 않을 때에도 통증을 한층 더 악화시키는 생활 습관까지 나타났습니다. 바로 스마트폰입니다. 하루 종일 책상 앞에 앉아있는 행동이 이미 어깨와 목에 부담이 되는데, 출퇴근할 때나 쉬는 시간에 스마트폰을 보는 자세가 더해져 어깨 결림과 목 통증이 심해지는 경우가 많습니다.

스마트폰을 사용할 때는 목의 각도에 주의하자

애초에 머리라는 부위는 무겁습니다. 체중의 약 10퍼센트를 차지해 만약 체중이 60킬로그램이라면 머리 무게만 6킬로그램 정도 됩니다. 머리 무게를 지탱하기 위해 목과 어깨에 상당한 부담이 가는 것이 당연합니다. 더군다나 자세에 따라 부담은 더욱 가중됩니다.

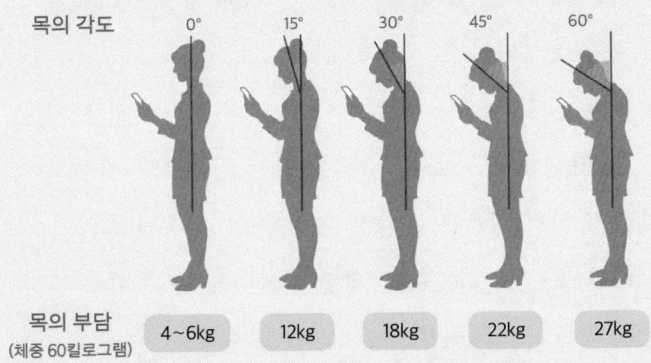

앞의 그림을 살펴보시죠. 머리 각도에 따라 목이 버텨야 하는 하중이 얼마나 달라지는지를 보여주는 그림입니다. 보시다시피 머리를 똑바로 든 상태(0도)에서는 머리 자체의 무게만 버티면 됩니다.

그런데 목이 15도만 기울어져도 머리는 바로 2배 더 무거워집니다. 물론 머리 자체의 무게가 달라지지는 않지만, 머리를 지탱하는 목의 부담이 2배가 되는 것입니다.

한 손으로 야구 배트를 들고 있다고 상상해 보세요. 타석에서 공을 칠 준비를 하고 있는 야구선수처럼 똑바로 배트를 든다면 그렇게 큰 힘이 들지 않습니다. 하지만 각도를 살짝만 기울여도 손에 힘을 꽉 줘야만 배트를 제대로 들 수 있습니다.

이렇게 상상해 보면 목이 기울어질 때(머리의 위치가 달라질 때) 목에 가해지는 무게가 훨씬 더 커진다는 사실이 와닿을 것입니다. 목이 30도 기울어지면 하중은 18킬로그램으로 3배가 됩니다. 60도 기울어지면 27킬로그램으로 원래 머리의 무게보다 약 5배 무거워지게 되는 것입니다.

스마트폰으로 SNS를 보거나 게임을 하다 보면 30분 정도는 눈 깜짝할 사이에 지나갑니다. 이 정도의 무게가 지워진 상태로 부동화 상태를 유지하는 것이죠.

🔴 일자 목, 무엇이 문제인가?

이렇듯 앞으로 숙인 자세로 오랜 시간 지낼 때 일어나는 문제 중 하나가 일자 목입니다.

'일자 목'은 최근 이슈가 된 증상 중 하나입니다. 일본에서는 일자 목을 '스마트폰 목'이라고 부르기도 합니다. 일자 목이란 본래 완만한 커브를 그려야 하는 목뼈가 일직선이 되는 현상을 가리킵니다. 일자 형태가 왜 문제일까요? 여기에 대해서도 그림을 함께 살펴보면 이해하기 쉽습니다. 정상적인 커브 상태의 목과 일자 목의 그림을 보시죠.

사무직에게 흔히 나타나는 일자 목

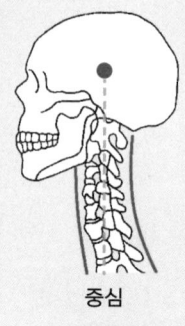

중심
정상적인 커브

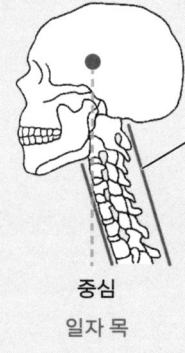

중심
일자 목

목뼈(경추)의 커브가 사라지며 목이 일자가 되고 머리 중심이 앞으로 이동한다

🟥 일자 목은 목과 어깨에 부담을 준다

목이 정상적인 커브 상태일 때는 머리 바로 아래에서 그 무게를 확실하게 받치고 있습니다. 이에 반해 일자 목일 때는 비교적 무리하고 있다는 느낌이 듭니다. 중심이 불안정한 위치에 있어 머리가 아래로 떨어지거나 앞으로 굴러갈 것처럼 보입니다. 실제로 일자 목일 때는 정상적인 커브 목일 때보다 훨씬 큰 부담이 생깁니다.

뼈만으로 머리 무게를 지탱하기는 쉽지 않습니다. 그렇다면 뼈 이외의 다른 부위도 머리를 받치고 있다는 이야기입니다. 이때 머리를 받치는 데 동원되는 것이 바로 목과 어깨의 근육입니다. 일자 목이 되면 머리 무게를 지탱하기 위해 목과 어깨 근육이 훨씬 더 많이 쓰일 수밖에 없습니다. 그러면 결림과 통증이 더욱 심해지는 문제가 발생합니다.

일자 목이 심해지면 상반신을 앞으로 숙였을 때 목뼈가 본래와는 반대로 휘어진 상태가 되는데요. 이는 사무 업무나 스마트폰만이 원인이 아니라 나이가 들거나 다쳐서 발생하기도 합니다. 더 심해지면 목이 앞으로 기울어진 상태인 '거북 목'이 되기도 합니다. 이제 일자 목이 문제인 이유, 이를 방치하면 안 되는 이유를 잘 아시겠죠?

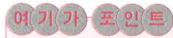

앞으로 숙인 자세는 일자 목을 악화시키고,
이로 인해 어깨 결림, 목 통증이 심해진다.

자세와 요통의 깊은 연관성

장시간 부동화된 채로 일하는 사무직의 업무는 목이나 어깨 주변에만 영향을 주지 않습니다. 허리 통증 역시 사무직의 직업병 중 하나입니다. 허리 주변에서 발생하는 증상도 기본적으로는 어깨나 목과 똑같습니다.

장시간 책상에 앉아 일하는 사람은 흔히 골반을 뒤로 눕힌 채 뒤로 기대듯 앉아있을 때가 많습니다. 이를 '엉치뼈(천골) 앉기' 자세라고 합니다.

다음 페이지 그림을 함께 보실까요? 편안하게 앉은 자세로 보일지 모르지만 이런 자세는 척추에 어마어마한 부담을 줍니다. 엉치뼈로 앉으면 척추가 본래 지니고 있던 완만한 곡선을 잃게 됩니다. 딱 앞으로 기울어진 자세를 계속하면 일자 목이 되는 것과 똑같은 상황입니다.

등뼈가 일자 형태로 변한 등을 '일자 허리(flat back)'라고 합니다. 일자 허리가 되면 상반신의 무게를 지탱하기 위해 등부터 허리 주변, 엉덩이까지의

엉치뼈 앉기

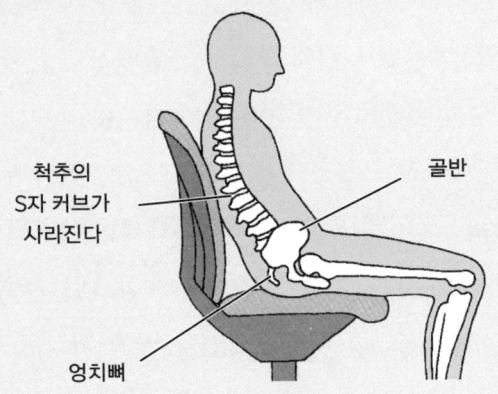

근육이 한층 더 긴장합니다. 요통이 생기는 이유입니다.

🌸 등근육이 똑바로 서있어도 부동화가 계속되면 허리 근육은 굳어진다

한편, 무리하게 좋은 자세를 유지하려고 하는 습관이 오히려 문제인 경우도 있습니다. 축 늘어져 앉지 않고 똑바로 등을 펴고 앉으려 노력하는 마음가짐은 나쁘지 않습니다. 그러나 '좋은 자세'로 부동화가 지속되면 좋은 자세를 취하기 위해 사용되는 등과 엉덩이 근육이 굳기 시작합니다. 심해지면 일자 허리와는 반대 현상인 '요추전만'이 일어납니다. 이 역시 척추가 부자연스러운 상태에 빠지는 것이기 때문에 결림과 통증의 원인이 됩니다.

척추는 계속해서 형태가 바뀌는 뼈입니다. 운동이나 육체노동을 할 때 우리는 손끝 발끝만 움직이지 않습니다. 척추를 굽히거나 늘리는 등 역동적으로 움직입니다. 사무직으로 일할 때는 이러한 자연스러운 움직임을 봉인한 채 척추를 장시간 같은 형태로 고정하고 있으니 상태가 나빠질 수밖에 없습니다.

이번 장에서는 사무직의 생활이 어떤 방식으로 결림과 통증을 만들어내는지 자세히 설명했습니다. '사무직 업무가 이렇게나 몸에 안 좋았다니!' 하고 우울한 기분에 빠지지는 않았나요? 하지만 원인만 제대로 안다면 대책은 간단합니다. 이 책을 끝까지 읽는다면 나에게 맞는 결림과 통증의 해결법을 찾을 수 있습니다.

다음 장에서는 어느 근육이 굳었는지 먼저 알아본 뒤 각 부위를 풀기 위해서 고안한 '흘려 보내기 마사지'를 설명하겠습니다.

여기가 포인트

부동화는 어깨, 목뿐만 아니라 허리에까지 악영향을 끼친다.

제1장 정리

- 근육은 계속 움직이지 않으면 굳는다. '부동화'가 결림과 통증의 원인이다.

- 스트레스는 긴장을 일으켜 결림과 통증을 악화시킨다.

- 스마트폰을 보는 자세가 머리를 훨씬 무겁게 만든다.

- 일자 목, 일자 허리 때문에 목, 어깨, 허리 통증이 심해진다.

제2장

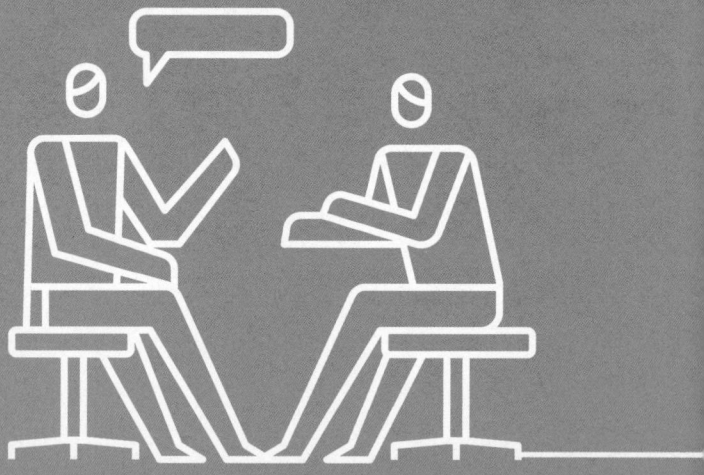

―― 올바른 마사지 방법으로
컨디션을 끌어올리자!

의사가 알려주는
최고의 몸 관리법

주무르지 말고 흘려 보내야

지금까지 사무직의 일하는 모습이 어떻게 어깨 결림을 비롯한 결림과 통증을 유발하는지 살펴봤습니다.

이 책에서는 부동화를 방지하기 위한 여러 가지 운동법을 소개할 예정입니다. 운동을 더욱 효과적으로 수행하기 위해서는 사전에 아픈 부위 근육의 부기를 빼고 움직임을 부드럽게 해둘 필요가 있습니다. 제2장에서는 이를 위해 고안한 '흘려 보내기 마사지'를 소개하겠습니다. 보통 마사지라고 하면 근육을 주물러서 푸는 이미지를 떠올립니다. 딱딱해진 근육을 바깥에서 힘을 주어서 부드럽게 풀어주는 것이죠. 하지만 실제로 뭉친 근육을 강하게 주무르면 역효과가 납니다. 근육에 강한 힘을 가하면 결림과 통증이 더욱 심해지고 만성화된다는 것이 의학계의 정설입니다.

✺ 어깨 결림은 주무르면 안 된다!

확실히 어깨나 허리같이 불편한 부위를 꾹꾹 눌러주면 기분이 좋습니다. 일시적이기는 하지만 바로 편안한 느낌이 들기 때문입니다. 하지만 실제로는 근육을 세게 누르면 상처가 나서 내출혈이 일어납니다. 마사지를 받은 다음 날 몸살이 오기도 하는 이유가 바로 이 때문입니다.

당연히 근육의 상처는 재생되지만 이때 '섬유화'가 일어납니다. 섬유화란 재생된 근육이 단단한 덩어리로 뭉치는 현상을 말합니다. 이는 마치 화상을 입은 뒤 회복하더라도 그 흉터가 켈로이드화 되는 것과 비슷합니다.

근육을 세게 주무르거나 두드리면 근육에는 상처가 나고, 회복되면서 더욱 단단해집니다. 근육이 단단해질수록 혈관은 더 심하게 압박되고 자연히 혈액순환이 나빠집니다.

어깨가 아파서 언제나 세게 마사지를 받는데, 받아도 받아도 통증은 개선되지 않고(만성화) 오히려 점점 더 심해지기만 해서 한층 더 강도 높은 마사지를 찾게 되는 경우도 많습니다. 이때 마사지를 통해 근육을 풀려고 힘을 세게 가하면 역효과를 불러오는 것과 마찬가지입니다.

이 책에서 추천하는 마사지는 근육을 주물러서 푸는 마사지와는 전혀 다릅니다. 근육 섬유를 따라 근육에 쌓인 피로물질을 흘려 보내는 방식입니다. 제가 소개할 '흘려 보내기 마사지'는 손가락을 모아서 일정한 방향으로 환부를 강하게 쓰다듬는 방식입니다. 이와 동시에 부은 근육에서 여분의 수분을 눌러 빼주는 역할도 합니다. 뒤에서 신체 조직과 조직 사이를 채우고 있는 '근막'이라는 조직을 소개할 텐데, 거기에 쌓인 쓸데없는 수분을 흘려 보내는 것도 포함되어 있습니다.

필요 없는 수분을 제거해 근육을 부드럽게 수축하는 일(활주성滑走性)은 매우 중요합니다.

지금까지 제멋대로 뭉쳐있는 부위를 꾹꾹 주물렀던 분들이라면 '흘려 보내기 마사지'를 반복적으로 해봅시다. 시간 여유가 있는 주말이나 밤에 조금씩 해보면 좋을 것입니다.

'결림', '통증'이라고 똑같이 부르지만, 증상은 제각각입니다. 문제가 발생한 근육이 어디냐에 따라 최적의 마사지법도 달라집니다. 풀어야 할 근육이 다르기 때문입니다.

이 책에서는 증상별로 마사지법을 구분하여 설명합니다. 마사지하는 방법은 절대 어렵지 않습니다. 결림과 통증의 증상에 맞춰 목표 지점(근육)을 확실하게 파악한 뒤 시행한다면 효과는 분명히 나타납니다.

> **여기가 포인트**
>
> 어깨 결림, 요통이 있을 때는 세게 주물러서도,
> 두드려서도 안 된다. 근육이 더 단단해질 뿐이다.

결림, 통증에 큰 영향을 미치는 '근막'이란?

이번 장에서 소개할 '흘려 보내기 마사지'를 할 때 꼭 알아둬야 할 개념이 하나 있습니다. 바로 '근막'이라는 신체 조직의 존재와 그 역할입니다. 근막이란 근육을 둘러싸고 있는 유연한 조직을 가리킵니다. 피부와 근육, 근육과 근육, 근육과 힘줄 사이는 이 근막으로 채워져 있습니다. 근막 덕분에 근육은 자유롭게 움직일 수 있습니다.

혈액순환이 나빠지면 근육이 단단해진다는 사실은 앞서 여러 번 언급했습니다. 이때는 근육 그 자체가 단단해지는 것은 물론이고, 근육 주변에 있는 근막 또한 단단해집니다. 혈액순환이 나빠지면 흘러가야 할 수분이 정체되고 근막에 부종이 생기게 됩니다. 여기서 부종이란 곧 부기를 말합니다.

근막은 수분을 품은 부드러운 조직으로 근육이 움직일 때 윤활유 역할을 합니다. 그러나 수분이 너무 많아지면, 즉 부으면 오히려 근육의 움직임을 방해합니다. 결과적으로 근육 전체가 뭉치기 시작합니다.

근막의 생김새

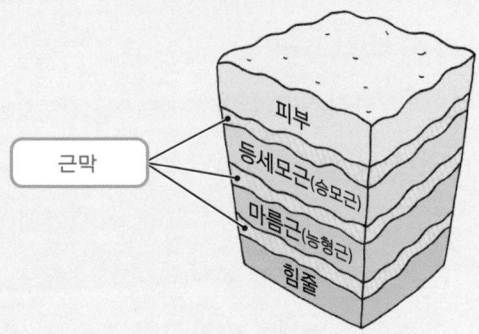

● 근막이 부으면 결림과 통증에 더 민감해진다

최근 연구에서 근막은 결림, 통증과 무척 깊은 관련이 있으며, 근막이 부으면 결림과 통증에 민감해진다는 것이 밝혀졌습니다. 고통스러운 결림과 통증은 근막이 붓고 근육이 움직이기 어려워지면서 나타나는데, 동시에 부은 근막 때문에 결림과 통증에 더 민감해져 증상이 악화되는 형국인 것입니다.

근막의 부기를 제거하는 데에는 앞으로 소개할 '흘려 보내기 마사지'가 효과적입니다. 그러니 흘려 보내기 마사지를 할 때는 '근막에 쌓인 수분을 흘려 보내 부기를 빼주겠어!' 하고 의식하는 것이 중요합니다.

결림과 통증에 지대한 영향을 미치는 유연한 조직의 존재를 꼭 기억해 두세요.

> 여기가 포인트
> 근막의 존재를 의식하면 마사지 효율이 올라간다.

흘려 보내기 마사지의 포인트

통틀어서 결림, 통증이라고 지칭하더라도 사람에 따라 불편한 부위는 제각각입니다. 통증이나 불쾌감이 느껴지는 부위는 어떤 자세로 부동화가 지속되었는지, 그로 인해 혈액순환이 정체된 부위가 어디인지에 따라 다릅니다.

마사지는 통증 부위를 정확하게 파악해야만 효과가 있습니다. 증상별로 어떤 근육(근육 이외의 문제가 있을 때도 있음)을 타깃으로 해야 하는지, 어떻게 마사지하면 좋은지 설명하겠습니다.

중요한 사실은 어떤 근육이 아프든지 기본적인 방식은 동일하다는 점입니다.

① 대상 근육 파악하기 (그림으로 설명할 예정이니 내 몸의 어디에 어떤 형태로 붙어있는 근육인지 상상해 보기)

② 마사지로 해당 근육 주변의 부기를 눌러서 흘려 보내기 (손가락을 모아서 한 방향으로 세게 쓰다듬기)

이 두 단계만 따르면 됩니다. 마사지를 한 뒤에 제3장 이후에서 소개하는 스트레칭과 운동을 수행하면 효과는 한층 더 강화됩니다.

✹ 흘려 보내기 마사지는 통증이 느껴지는 자세에서

포인트는 '대상 근육을 늘려서 마사지하기'입니다.

환부를 늘리는 방법은 뒤에서 부위별로 설명할 텐데요. 예를 들어 목을 오른쪽으로 기울일 때 목부터 어깨까지 아픈 사람은 왼쪽 등세모근이 뭉친 것입니다. 목을 기울이면 뭉쳐서 단단해진 등세모근이 늘어나 아픔을 느끼게 됩니다.

근육을 늘린 채로 흘려 보내기 마사지를 진행한다는 뜻은 통증이 느껴지는 자세로 환부의 근육을 쓰다듬는다는 것입니다. 뭉친 근육을 세게 주무르고 싶어질 테지만, 이는 절대 금물입니다. 어디까지나 근육, 근막에 쌓인 피로물질과 필요 없는 수분을 흘려 보내고, 혈액순환을 좋게 만드는 데 집중하여 근육 섬유를 따라 마사지해야 합니다. 이 움직임의 범

위 내에서 '아프지만 시원할 정도'의 강도라면 문제없습니다. 앞으로 소개할 모든 패턴에 공통으로 적용되는 사항이니 꼭 기억해 주세요.

아픈 부위를 쓰다듬는 횟수는 5회면 충분합니다. 너무 많이 하면 오히려 더 붓거나 몸살이 날 수 있습니다.

먼저 어깨뼈 주변 근육의 부기를 빼자

다음 페이지부터는 통증 패턴별로 마사지 방법을 설명할 예정입니다. 나는 어느 패턴에 속하는지 확인해 가며 읽어보세요. 물론 여러 패턴에 해당할 수도 있습니다.

먼저 어깨뼈 주위가 뭉친 사람이 가장 많으니 이 근육을 푸는 방법을 설명하겠습니다. (패턴 1~3) 이 책의 맨 앞, 「들어가며」에서 했던 어깨 결림 테스트를 떠올려 보세요. 60도 이상 올라가지 않았던 분이 많았을 듯한데요. 팔이 잘 올라가지 않았다면 가시위근(극상근), 가시아래근(극하근), 작은원근(소원근),

어깨밑근(견갑하근) 중 어딘가에 문제가 있다는 뜻입니다. 이들 근육은 모두 '회전근개'에 속하는 어깨뼈 주변 근육입니다.

일단 여러분의 어깨 결림이 어떤 근육에서 시작되었는지를 알고, 그 부분을 늘린 상태에서 흘려 보내기 마사지를 통해 부기를 빼봅시다. 패턴 4 이후로는 목에서 어깨, 허리 순으로 위에서부터 차근차근 통증을 살펴보고자 합니다.

자, 그러면 다음 페이지부터 구체적인 방법을 알려 드리겠습니다.

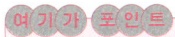

**나의 결림, 통증이 어떤 근육에서 일어나는지
파악하는 것이 첫 번째!**

패턴 1

팔을 옆으로 들 때
아프다면

팔을 옆으로 들 때 통증이 느껴진다면 가시위근이 뭉치거나 부었을 수 있습니다.

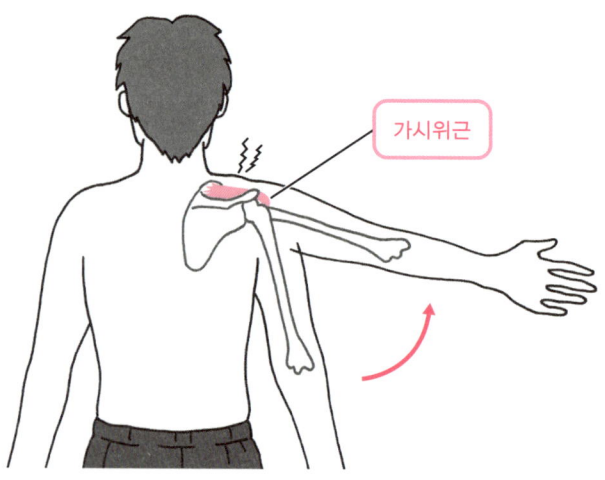

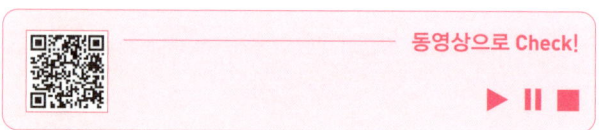

가시위근 마사지

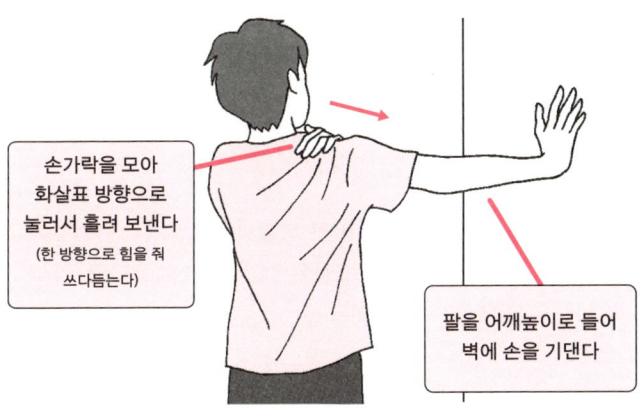

🌸 흘려 보내기 마사지 방법

가시위근은 주로 팔을 바깥으로 벌릴 때 사용하는 근육이며 팔을 위로 올리는 모든 동작에 영향을 미칩니다.

마사지할 때는 왼쪽 페이지의 그림을 참고하여 등과 어깨 사이에 있는 가시위근을 목 아래쪽부터 어깨 끝을 향해 반대 손의 손가락을 모아 흘려 보내듯이 세게 쓰다듬어 주세요. 통증이 느껴질 정도의 위치까지 팔을 옆으로 들어보세요. 손을 벽에 대고 환부를 늘리면서 마사지하면 더 효과적입니다.

패턴 2

겨드랑이를 붙이고
팔을 좌우로 움직일 때
아프다면

겨드랑이를 붙인 상태에서 팔을 바깥으로 돌릴 때 앞쪽이 아프다면 '어깨밑근'이, 안으로 돌릴 때 뒤쪽이 아프다면 '가시아래근'이 뭉쳤기 때문입니다.

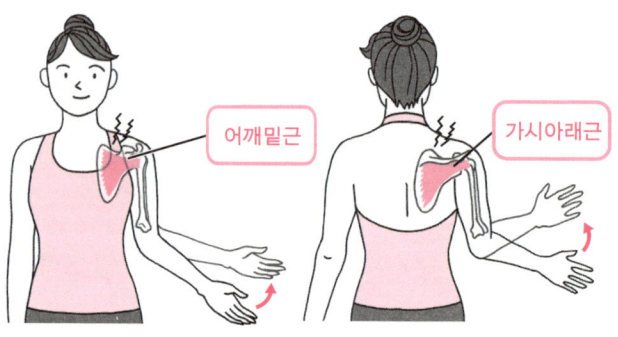

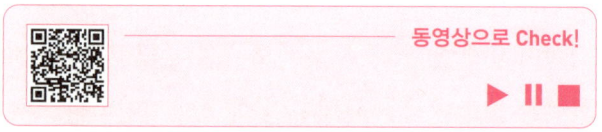

동영상으로 Check!

어깨밑근과 가시아래근 마사지

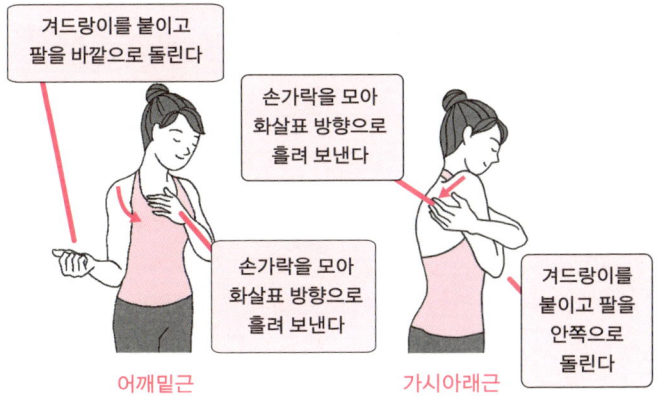

✹ 흘려 보내기 마사지 방법

겨드랑이를 붙인 채 팔로 원을 그리듯이 좌우로 움직일 때 아픈 부위가 있다면, 그 자세 그대로 반대 손의 손가락을 모아서 위 그림의 화살표 방향으로 흘려 보내세요. 바깥으로 돌렸을 때 앞쪽이 아프다면 어깨밑근, 안으로 돌렸을 때 뒤쪽이 아프다면 가시아래근을 마사지합니다.

환부가 깊숙한 곳에 있으므로 힘을 주어 마사지하기를 추천합니다. 환부에 손이 닿지 않는다면 가족에게 부탁하거나 테니스공을 바닥에 두고 그 위에 누워 움직여도 좋습니다.

패턴 3

팔꿈치를 들고
팔을 돌릴 때
아프다면

팔꿈치를 든 상태에서 팔을 뒤로 돌릴 때 아프다면 앞에서 말한 '어깨밑근'이, 앞으로 돌릴 때 아프다면 어깨 뒤에 자리한 '가시아래근'과 '작은원근'이 뭉쳤다는 뜻입니다.

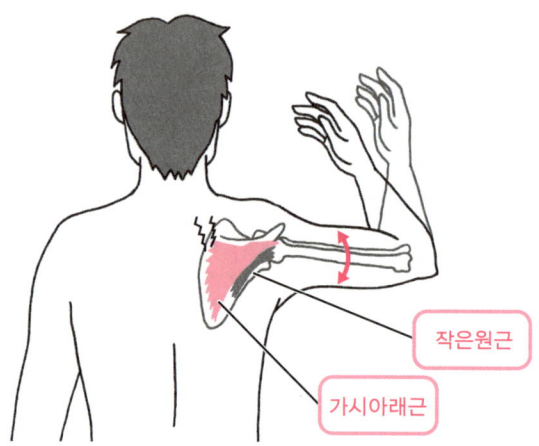

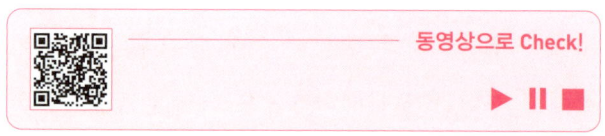

동영상으로 Check!

어깨밑근, 작은원근, 가시아래근 마사지

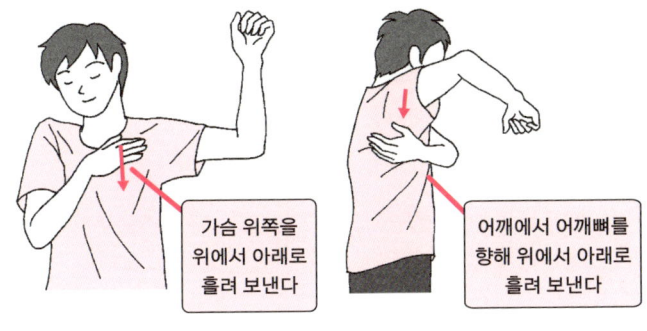

가슴 위쪽을 위에서 아래로 흘려 보낸다

어깨에서 어깨뼈를 향해 위에서 아래로 흘려 보낸다

어깨밑근 　　　　　작은원근·가시아래근

❋ 흘려 보내기 마사지 방법

　어깨밑근이 뭉쳤다면 팔꿈치를 들어 팔을 뒤로 돌렸을 때 통증이 느껴지는 위치에서 멈춰 환부를 늘립니다. 그 상태에서 가슴 위쪽을 위부터 아래 방향으로 흘려 보냅니다.

　작은원근, 가시아래근이 뭉친 분은 팔꿈치를 들어 팔을 앞으로 돌리다가 아픈 위치에서 멈춰 어깻죽지부터 어깨뼈를 향해 위에서 아래로 흘려 보냅니다.

　등 중앙에 가까운 부분을 마사지하기 어렵다면 가족에게 부탁하거나 테니스공을 바닥에 두고 그 위로 누워 움직여 봅시다.

패턴 4

머리를 숙이고
좌우로 돌릴 때
아프다면

이 동작을 할 때 통증이 느껴지는 것은 목 아래쪽부터 어깨뼈 사이에 붙어있는 '등세모근'이 뭉쳤기 때문입니다.

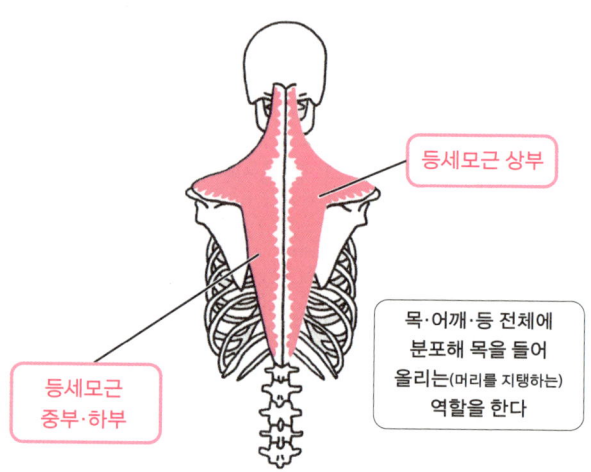

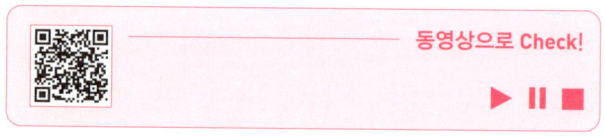

동영상으로 Check!

등세모근 상부 마사지

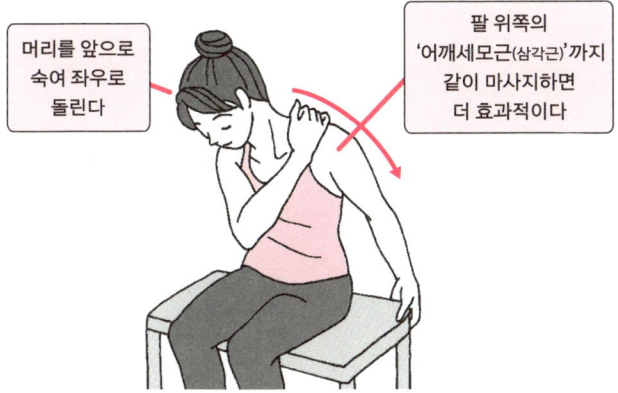

머리를 앞으로 숙여 좌우로 돌린다

팔 위쪽의 '어깨세모근(삼각근)'까지 같이 마사지하면 더 효과적이다

✺ 흘려 보내기 마사지 방법

목부터 어깨에 걸쳐 자리한 등세모근 상부를 풀기 위해서는 손가락을 모아 손을 둥글게 만든 후 목에서 어깻죽지까지 마사지하면 좋습니다. 어깨뼈 안쪽에 있는 등세모근 중부, 척추 양쪽에 자리한 등세모근 하부에 손이 닿지 않는다면 가족에게 부탁해 보세요. 이 부위도 안에서 바깥으로 흘려 보내세요. 모든 동작은 고개를 앞으로 숙인 채 좌우 중 한쪽으로 돌려서 근육을 늘린 상태에서 마사지해야 합니다.

패턴 5

머리를 좌우로 돌릴 때 아프다면

이 유형에 속한다면 목 뒤편, 뒷머리부터 어깨뼈에 걸쳐 붙어 있는 '어깨올림근(견갑거근)'이 뭉친 것입니다.

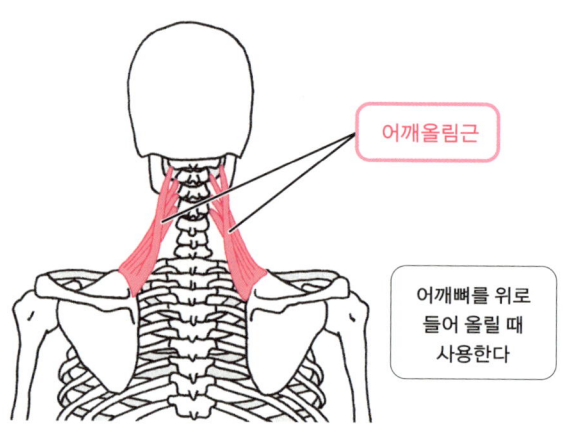

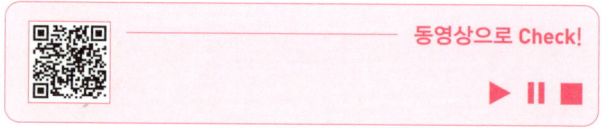

동영상으로 Check!

어깨올림근 마사지

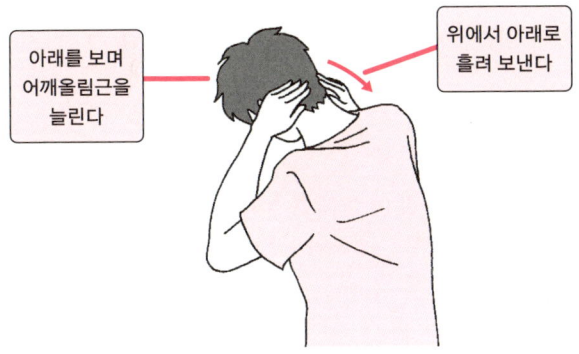

✺ 흘려 보내기 마사지 방법

고개를 숙여 어깨올림근을 늘린 상태에서 목뒤를 위에서 아래 방향으로 흘려 보냅니다. 손가락을 모아 평평하게 만든 뒤 마사지합니다. 테니스공을 손으로 누른 채 위에서 아래로 굴리듯 마사지해도 좋습니다. 어깨뼈와 목에 연결된 어깨올림근을 확실하게 의식해 보세요.

패턴 6

상체를 앞으로 숙일 때
등이 아프다면

상체를 앞으로 숙일 때 등에 통증이 느껴진다면 척추 양쪽에 있는 척주세움근(척주기립근)이 뭉쳤다는 뜻입니다.

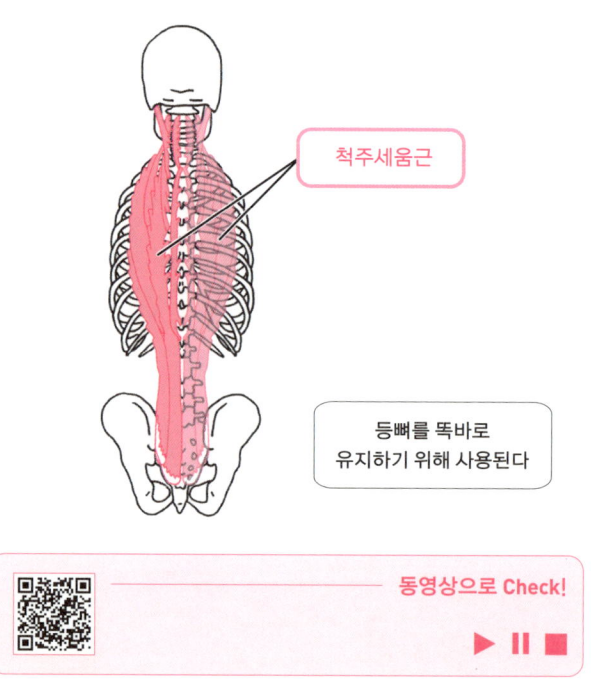

척주세움근

등뼈를 똑바로 유지하기 위해 사용된다

동영상으로 Check!

척주세움근 마사지

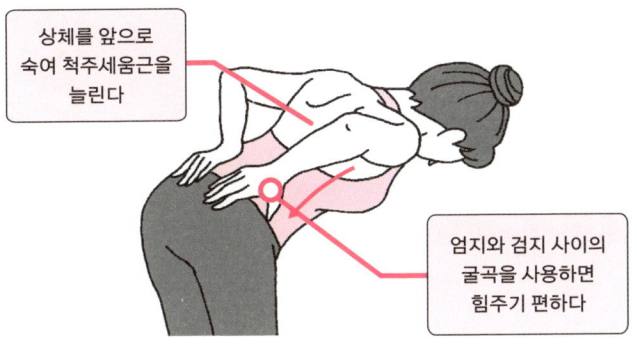

상체를 앞으로 숙여 척주세움근을 늘린다

엄지와 검지 사이의 굴곡을 사용하면 힘주기 편하다

🌸 흘려 보내기 마사지 방법

상체를 앞으로 숙여 척주세움근을 늘립니다. 통증이 느껴지는 각도에서 멈춰 등 한가운데부터 허리, 엉덩이에 걸쳐 위에서 아래로 흘려 보냅니다. 엄지와 검지 사이의 움푹한 부위를 사용해 등부터 엉덩이까지 강하게 쓰다듬으며 부기를 밀어내는 이미지를 떠올려 보세요.

패턴 7

상체를 앞으로 숙일 때
엉덩이가 아프다면

엉덩이의 볼륨을 형성하는 '큰볼기근(대둔근)'이라는 큰 근육이 뭉쳐 있습니다.

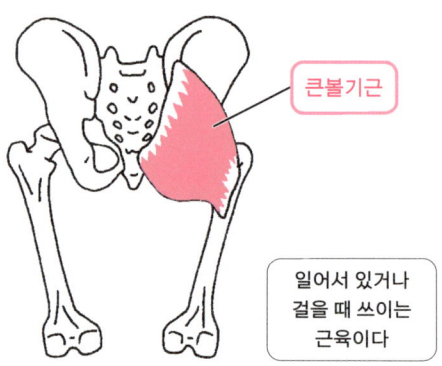

큰볼기근

일어서 있거나
걸을 때 쓰이는
근육이다

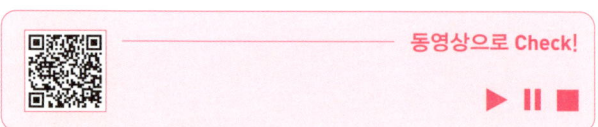

동영상으로 Check!

큰볼기근 마사지

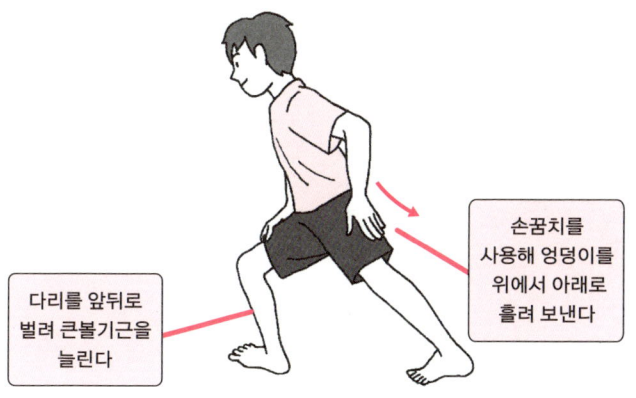

흘려 보내기 마사지 방법

다리를 앞뒤로 벌리고 상체를 앞으로 살짝 숙여 큰볼기근을 늘린 뒤 손꿈치(팔목과 손바닥이 만나는 볼록 튀어나온 부위)를 사용해 위에서 아래로 흘려 보냅니다. 위치를 정확히 알기 어렵다면 엉덩이에 힘을 줘 보세요. 큰볼기근이 불룩 올라옵니다. 이렇게 위치를 확인한 뒤 힘을 빼고 마사지하면 됩니다. 피하지방 때문에 근육까지 힘이 전달되지 않는 느낌이라면 테니스공을 사용해 좀 더 확실하게 효과를 줄 수도 있습니다.

패턴 8

상체를 좌우로 기울일 때 옆구리가 아프다면

상체를 옆으로 기울일 때 통증이 느껴진다면 옆구리에 있는 빗근(복사근)이 굳었기 때문입니다.

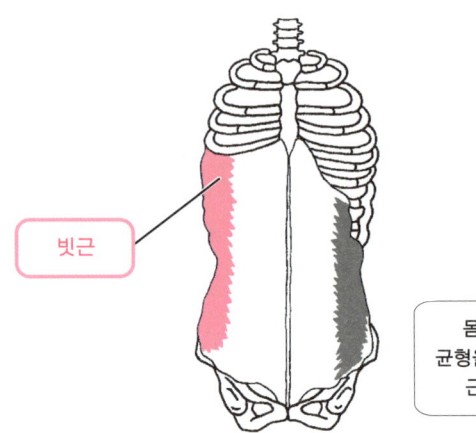

빗근

몸의 좌우 균형을 잡아주는 근육이다

동영상으로 Check!

빗근 마사지

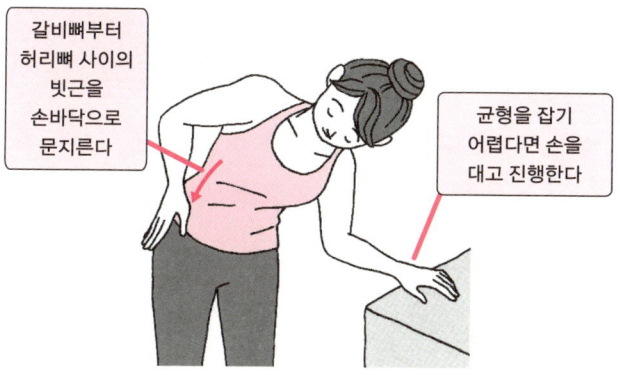

갈비뼈부터 허리뼈 사이의 빗근을 손바닥으로 문지른다

균형을 잡기 어렵다면 손을 대고 진행한다

✺ 흘려 보내기 마사지 방법

 상반신을 통증 부위 반대로 기울여 빗근을 늘립니다. 통증이 느껴지는 각도에서 멈춘 뒤, 손바닥을 활용해 갈비뼈부터 허리뼈 사이를 위에서 아래로 흘려 보냅니다. 균형을 잡기 어렵다면 위 그림과 같이 책상 등에 손을 얹고 진행합니다.

제2장 정리

- 뭉친 부위를 주무르는 것은 금물! 통증 부위 바깥에서 강한 힘을 주면 근육이 더 단단해져 결림과 통증이 심해진다.

- 마사지할 때는 주물러 풀지 말고 근육에 쌓인 수분과 피로물질을 흘려 보내듯이 힘을 주어 쓰다듬도록 신경 쓴다.

- 조직과 조직 사이에 자리해 윤활유 역할을 하는 '근막'의 존재를 이해한다.

- 괴로운 결림, 통증 등의 증상은 근막이 부어 근육이 움직이기 어려워졌을 때 나타나는 현상이다. 근막이 부으면 결림과 통증에 더욱 민감해진다.

- 몸 관리를 위해 아래 사항에 주의한다.

  ---

  ① 목표 근육을 확인한다.
  ② 마사지로 해당 근육의 부기를 흘려 보내듯이 근육을 풀어준다.

제3장

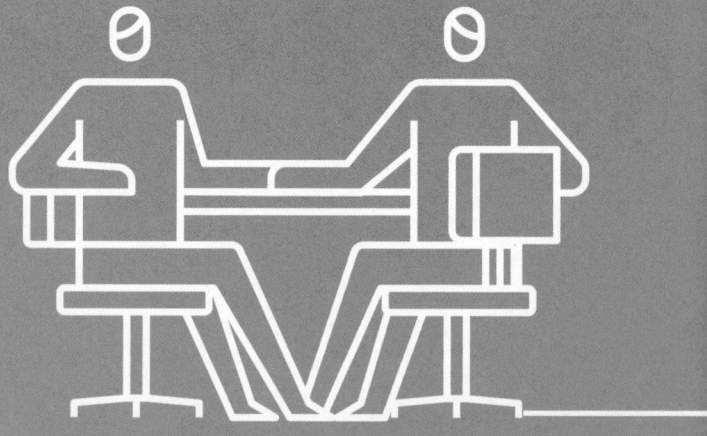

결림과 통증을
순식간에 해결하자!

의사가 고안한 어깨뼈 떼어내는 방법

자세를 바로잡아 결림과 통증을 해소하는 3가지 운동법

제2장에서는 결림과 통증이 어떤 근육 때문에 생기는지를 이해하고, 해당 근육을 풀어 편하게 움직일 수 있게 해주는 '흘려 보내기 마사지'를 알려 드렸습니다. 제3장에서는 사무직의 결림과 통증을 해소하기 위해 제가 직접 개발한 운동법을 전달하려 합니다. 필요한 운동은 단 세 가지입니다.

- 어깨뼈 떼어내기 스트레칭
- 골반 진자 운동
- 까치발 체조

세 가지 모두 누구나 할 수 있는 간단한 동작일 뿐 아니라 효과를 바로 체감할 수 있으니 지금부터 바로 습관화해 보길 추천합니다.

❋ 어떤 근육을 움직이는지 의식한다

이번 장에서 소개하는 세 가지 운동의 기본 원칙은 무척 간단합니다. 결림과 통증의 원인은 부동화로 인해 나빠진 혈액순환입니다. 그렇다면 근육을 움직여 혈액순환을 원활히 하면 결림과 통증이 나아지겠죠? 즉, 근육을 움직이면 결림과 통증을 개선할 수 있습니다.

한 가지 주의할 점은 '어떤 근육을 움직여야 하는지'를 명확하게 이해한 뒤 의식하며 운동해야 한다는 사실입니다.

여기서 소개할 어깨뼈 떼어내기 스트레칭을 예로 들어 보겠습니다. 이 운동은 마치 팔 운동처럼 보입니다. 실제로 팔을 움직이지만 목표는 팔이 아니라 '어깨뼈 주변의 근육'입니다. 어깨 결림을 일으키는 원인 근육은 팔근육이 아니라 어깨뼈 주변 근육이기 때문입니다. 이를 분명하게 이해하고 운동해야 효과가 올라갑니다.

결림과 통증을 예방하고 완화하기 위해 움직여야 하는 근육은 대부분 몸 안쪽에 있는 속 근육입니다. 따라서 이번 장에서 소개하는 운동도 전반적으로 속 근육을 타깃으로 합니다. 몸의 바깥쪽에 자리한 겉 근육도 물론 뭉칠 수 있지만 주요 목표 근육은 아닙니다.

✺ 땀이 나지 않는다면 큰 의미가 없다

한 가지 더 중요한 사실은 근육에서 열이 나야 한다는 점입니다. 근육 온도가 올라가면 혈액순환이 좋아집니다. 그렇다면 근육 온도가 올라갔는지는 어떻게 판단할 수 있을까요? 간단합니다. 땀이 흐르기 시작한다면 근육에서 열이 충분히 나고 있다는 뜻입니다. 땀이 난다는 것은 혈액이 활발하게 흐르고 있다는 의미입니다.

땀이 나지 않는 운동은 결림과 통증을 해결하는 데 도움이 되지 않습니다. '근육 온도 높이기', 그 기준으로 '땀이 날 정도의 강도로 운동하기' 이 두 가지를 명심해 주세요.

✺ 운동 중 '근막'을 의식하면 '좋은 자세'가 내 손에

운동할 때는 제2장에서 소개한 '근막'에 집중하면 좋습니다. 흔히 근력운동을 할 때 운동하는 근육을 의식하면 효과가 올라간다고 합니다. 마찬가지로 결림과 통증을 해소하기 위한 운동의 경우엔 근육뿐 아니라 근막을 의식하며 수행한다면 효과가 높아지겠죠.

신경은 전신 근육 운동에 영향을 미치는데, 근막 역시 유사한 역할을 한다고 알려져 있습니다. 지금부터 소개할 '어깨뼈 떼어내기 스트레칭'을 하면 어깨뼈 주변 근육과 함께 근막도 풀 수 있습니다. 그러면 목 주변의 근육, 등부터 골반 주변의 근육까지 잘 작동하게 되어 온몸의 자세가 좋아집니다. 근막을 통해 위아래 근육에 어떠한 '신호'가 전달되기 때문에 이런 효과가 나타난다고 볼 수 있습니다. 근육을 의식하며 운동하면 아름다운 자세까지 손에 넣을 수 있죠.

운동을 하면 근력을 키울 수 있고 노화나 비만을 예방하는 효과도 따라옵니다. 앞으로 소개할 어깨뼈 떼어내기 스트레칭, 골반 진자 운동, 까치발 체조 모두 무척이나 간단하니 꼭 자주 해보시길 바랍니다.

> **여기가 포인트**
>
> 결림과 통증을 해소하려면
> 속 근육을 움직이는 것이 효과적이다.

어깨뼈를 편하게 해주는 '어깨뼈 떼어내기 스트레칭'

가장 먼저 소개할 운동은 어깨나 목의 결림, 통증 해소에 효과적인 '어깨뼈 떼어내기 스트레칭'입니다. '왜 떼어내기인가?', '무엇을 떼어내는가?'에 대해서는 뒤에서 설명하기로 하고, 먼저 방법을 알려 드리겠습니다.

스트레칭을 시작하기 전에 오른쪽의 그림과 같이 팔꿈치를 들어 어깨뼈를 모으듯이 뒤로 3번 당겨주세요. 그다음 아래 순서대로 스트레칭을 진행합니다.

① 팔을 굽힌 채로 팔꿈치를 어깨보다 높이 들고 손은 빗장뼈(쇄골) 주변에서 가볍게 쥡니다.

② 그 상태에서 팔꿈치를 뒤로 당깁니다. 똑바로 당기는 것이 아니라 어깨로 원을 그리듯 위로 살짝 올렸다가 뒤로 돌리듯이 당겨주세요.

③ 팔꿈치를 뒤로 당겼다면 이번에는 아래로 서서히 내립니다. 어깨뼈가 모이는 느낌이 들면 그대로 어깨뼈를 아래로 떼어낸다고 생각해 보세요. 손이 몸통 옆으로 올 때까지 당겼다가 힘을 뺍니다.

어깨뼈 떼어내기 스트레칭

① 양 팔꿈치를 어깨보다 위로 든다

손은 빗장뼈 근처에서 가볍게 쥔 채,
가능한 범위에서 더욱 위로 들어
어깨뼈를 끌어 올린다

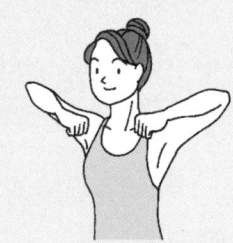

② 양 팔꿈치를 뒤로 당긴다

어깨로 원을 그리듯이 위쪽을
지나서 팔꿈치를 뒤로 당긴다
5초에 걸쳐 천천히 수행한다

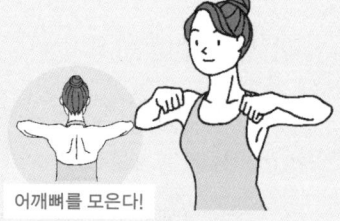

어깨뼈를 모은다!

③ 양 팔꿈치를 내린다

어깨뼈를 아래로 떼어낸다는
느낌으로 내린다
손이 몸통 옆에 온다면 힘을 뺀다

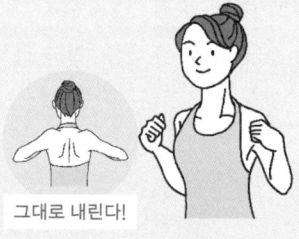

그대로 내린다!

🌸 팔을 돌리지 말고 등근육을 움직여야

 이때 중요한 포인트는 단순히 팔을 돌리는 것이 아니라 어깨뼈를 당기고 등근육을 쥐어짜는 동작을 통해 자연스럽게 팔(팔꿈치)이 뒤로 돌아가듯 움직여야 한다는 점입니다. 이 운동의 목표는 어깨뼈 주변의 근육을 푸는 것이기 때문입니다.

 이때 팔꿈치를 내리지 않고 높은 위치에서 유지해야 한다는 점도 신경 써주세요. 동작 전체를 수행하는 데 5초 정도 걸리도록 천천히 움직이세요. 갑자기 강한 힘을 주면 근육이 다칠 위험이 있으니 평소 결림이 심했거나 어깨뼈 주변을 움직일 수 없던 사람이라면 먼저 가볍게 돌리는 동작부터 시작해 봅시다.

 운동한 뒤에 어깨뼈 주변 근육이 풀어진 느낌이 든다면 성공입니다. 처음에는 5번 정도로 시작해서 익숙해지면 서서히 횟수를 늘려보세요.

여 기 가 포 인 트

등을 짜내듯 어깨뼈를 당기는 것이 중요하다.
먼저 가볍게 돌리는 동작부터 시작해 보자.

'어깨뼈 떼어내기'의 효과

첫 번째 운동인 어깨뼈 떼어내기 스트레칭 방법을 알려 드렸습니다. 그렇다면 이 스트레칭에는 어떤 효과가 있을까요? 한마디로 말한다면, 등에 딱 달라붙어 버린 어깨뼈를 떼어내어 자유롭게 움직일 수 있게 해주는 운동입니다.

원래 어깨뼈는 매우 자유롭고 다채롭게 움직이는 뼈입니다. 인간에 가까운 동물인 원숭이, 유인원 등은 나뭇가지에 매달려 자유자재로 이동합니다. 마치 팔을 사용해 한 나무에서 다른 나무로 '걸어 다니는 것' 같은 모습이죠. 이러한 움직임을 가능하게 하는 부위가 바로 어깨뼈입니다.

어린이가 구름사다리, 철봉, 정글짐 등의 기구를 타며 노는 모습을 보면 인간의 어깨뼈 역시 몹시 자유롭게 움직일 수 있다는 사실을 알 수 있습니다. 이것이 바로 어깨뼈 본연의 움직임입니다.

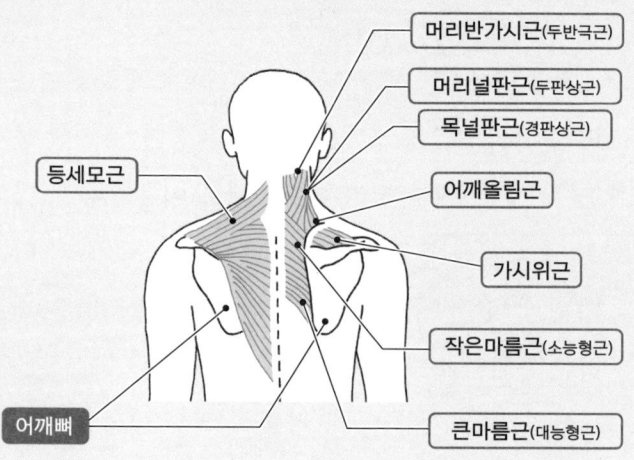

어깨뼈 주변의 근육

🌸 어깨뼈는 우리 몸의 베어링

바꿔 말하면, 어깨뼈는 팔을 자유롭게 움직이게 해주는 베어링(기계 속의 축을 부드럽게 회전시켜 주는 부품) 같은 부위입니다. 사무 업무로 어깨뼈 주변의 근육이 뭉치면 이 베어링이 제대로 작동하지 않게 되는 것이죠. 어깨뼈 주변에는 등세모근, 가시위근, 어깨올림근 등 수많은 근육이 붙어 있습니다. 책상 앞에서 일하면서 몸이 부동화되면 이들 근육의 혈액순환이 나빠지고 피로물질이 쌓여 붓는다는 사실은 앞에서 설명했습니다. 이게 곧 결림이 되는 것입니다.

이 상태가 계속되면 근육끼리 들러붙은 채로 단단히 굳어집니다. '유착'이라고 불리는 증상입니다. 그 결과, 원래 자유롭게 움직여야 할 어깨뼈가 움직일 수 없게 됩니다. 등에 착 달라붙어 있는 상태가 되어버리는 것입니다.

어깨뼈 떼어내기 스트레칭을 하면 어깨뼈를 움직임으로써 유착된 근육을 떼어내어 혈액순환을 개선하고 근육에 쌓인 피로물질을 흘려 보낼 수 있습니다. 이를 통해 근육의 활주성이 높아지고 어깨뼈 움직임이 좋아집니다.

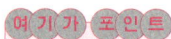

어깨뼈 떼어내기 스트레칭은 근육에 달라붙어
움직일 수 없게 된 어깨뼈를 자유로운 상태로 되돌려준다.

골반이 바로 서면 몸의 불균형이 잡힌다!
'골반 진자 운동'

다음으로 소개할 운동은 '골반 진자 운동'입니다. 어깨뼈 떼어내기 스트레칭이 어깨뼈를 풀어주는 운동이었다면, 골반 진자 운동은 골반에 자유를 돌려주기 위한 운동이라고 볼 수 있습니다.

어깨뼈와 골반 사이에는 공통점이 몇 가지 있습니다. 어깨뼈가 팔(동물로 치면 앞다리)을 자유롭게 움직일 수 있게 해주는 것처럼 골반은 다리(뒷다리)가 자유롭게 움직일 수 있도록 해줍니다. 예를 들어 축구선수가 지그재그로 드리블하거나 댄서가 탄력적으로 움직이며 복잡한 스텝을 밟을 수 있는 것은 골반이 자유롭게 움직이기 때문입니다.

골반 주변에도 다양한 근육이 붙어있는데, 이들 근육 역시 부동화되면 결림이 발생합니다. 이러한 결림은 요통으로 이어집니다. 골반 진자 운동은 골반을

골반 진자 운동

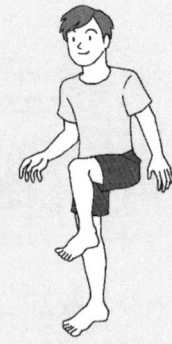

① 무릎을 앞으로 들어 올린다

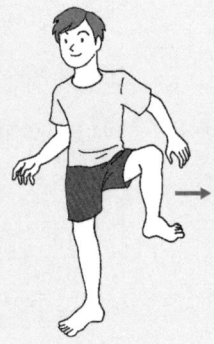

② 허벅지가 지면과 수평이 되면 무릎을 바깥으로 벌린다

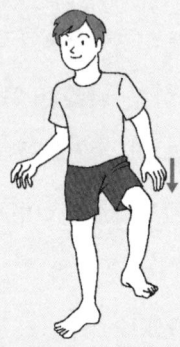

③ 바깥으로 벌린 무릎을 아래로 내린다

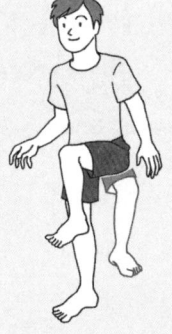

④ 발을 바닥에 딛지 않은 채 같은 동작을 반복한다

움직여 굳어진 주변 근육을 풀어주는 운동입니다.

운동법은 다음과 같습니다.

① 선 자세에서 무릎을 앞으로 들어 올립니다.
② 허벅지가 지면과 수평이 될 때까지 올린 뒤 무릎을 바깥으로 돌립니다. 허벅지가 벌어집니다. 회전 정도는 엉덩관절(고관절) 유연성에 따라 조절합니다.
③ 무리하지 않는 선까지 벌렸으면 무릎을 아래로 내립니다.
④ 그대로 발을 땅에 딛지 않은 채 다시 한번 무릎을 들어 올려 같은 동작을 반복합니다.

🌸 처음에는 가볍게, 서서히 횟수를 늘리자

골반 진자 운동을 처음 시작할 때는 1회에 3~5초 정도 걸리는 속도로 좌우 각각 5번 정도면 충분합니다. 익숙해질수록 점점 횟수를 늘리면 좋겠죠. 또 운동하기 전에 다리를 앞뒤로 흔들면 본 운동을 하기 더 편해질 것입니다. *(동영상 참고)*

균형잡기가 어렵다면 들어 올리는 다리의 반대편

손을 벽에 대고 해도 무방합니다. 운동을 반복할수록 서서히 균형이 잡혀갈 테니 처음부터 너무 무리하지 마세요.

> **여기가 포인트**
> 어깨뼈와 마찬가지, 골반의 부동화에도 주의를 기울이자.

아무튼 기분 좋아지는 '까치발 체조'

다음으로 소개할 운동은 '까치발 체조'입니다. 어깨뼈와 골반을 동시에 움직이는 운동입니다.

어깨뼈 주변의 근육을 푸는 어깨뼈 떼어내기 스트레칭, 골반 주변 근육을 푸는 골반 진자 운동은 각 부위에 더 효과적이니 반드시 실천해 주셨으면 합니다. 이 두 가지 운동에 '까치발 체조'까지 한다면 한층 더 높은 효과를 기대할 수 있습니다. 한번 해보면 알겠지만, 온몸을 사용하기 때문에 무척 개운한 기분이 듭니다. 움직임이 그렇게 크지 않기 때문에 언제 어디서든 할 수 있는 것은 물론 힘들지 않아서 누구나 바로 따라 할 수 있습니다.

방법을 바로 설명해 드리겠습니다.

① 벽에 뒷머리와 어깨뼈를 댄 채 기대섭니다.
② 어깨뼈를 당기고 골반을 앞으로 내밀면서 등근육 운동을 하듯이 온몸을 뒤로 젖힙니다. 자연스레 발꿈치가 들립니다.

③ 온몸을 뒤로 젖힌 상태에서 1~2초 멈췄다가 원래 자세로 돌아갑니다. 들렸던 발꿈치도 쿵 하고 바닥에 착지합니다.

이상의 동작을 1회에 5초 정도 걸리는 속도로 5회 시행합니다. 까치발 체조는 등이 굽은 고령자도 안전하게 운동할 수 있도록 고안한 체조입니다.

자세를 잡아주는 어깨뼈와 골반 주변의 속 근육을 한 번에 사용할 수 있으며, 스트레칭과 동시에 근력운동까지 할 수 있는 편리한 운동입니다. 속 근육을 사용하는 만큼 당연히 결림과 통증 해소에도 도움이 됩니다.

발꿈치를 쾅 내려놓아 생기는 자극에도 효과가 있습니다. '발꿈치 내려놓기'라고 부르는 이 동작을 통해 근육이 위아래로 진동하면 근육 사이를 채우는 근막이 느슨해지고 근육의 활주성이 좋아집니다. 또한 골밀도가 올라가 뼈가 단단해지는 효과도 있습니다. 특히 여성에게 많이 발생하는 골다공증을 예방하는 데에도 효과적입니다.

어깨나 등이 굽었다면 벽에서 발을 떨어트려야

까치발 체조

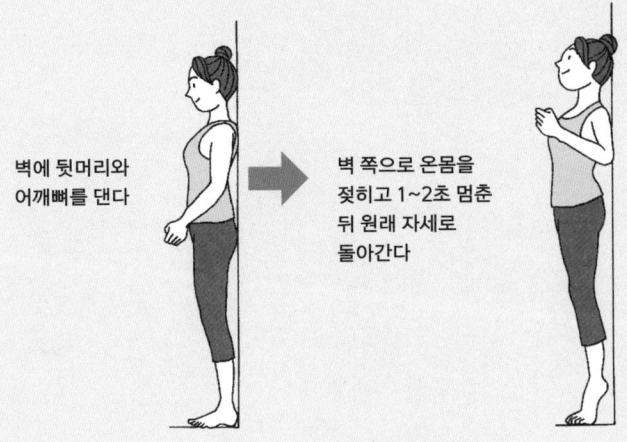

벽에 뒷머리와 어깨뼈를 댄다

벽 쪽으로 온몸을 젖히고 1~2초 멈춘 뒤 원래 자세로 돌아간다 자세를 잡기가 쉬울 것입니다. 발을 벽에서 15센티미터 정도 떨어트린 뒤 해보세요. 발 간격이 어떠하든 어깨뼈와 골반을 확실하게 움직인다는 목표에 주의를 기울이며 움직여 주세요.

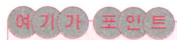

> 어깨뼈와 골반을 동시에 움직이는 데 집중하자.

제3장 정리

- 운동을 수행할 때는 몸 깊은 곳에 자리한 '속 근육'의 움직임에 집중한다.

- 땀이 안 난다면 의미가 없다. 땀이 날 정도의 강도로 운동하여 근육을 데우자.

- 어깨뼈 떼어내기 스트레칭을 할 때는 등을 짜내듯 어깨뼈를 당기는 것이 포인트.

- 까치발 체조를 하면 어깨뼈와 골반을 동시에 움직일 수 있다.

- 골반과 어깨뼈 사이에는 공통점이 많다. 골반 진자 운동으로 부동화를 방지하면 요통이 해소된다.

제4장

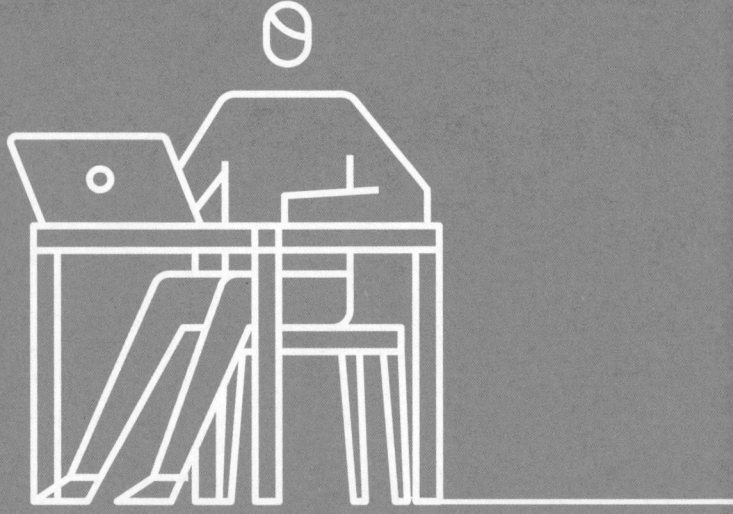

효과 최고!
회사에서도 할 수 있는 퍼포먼스 향상 습관 6가지

15분에 한 번!
앉은 자세를 바로 하면 등허리 부담이 줄어든다

제3장에서는 결림과 통증의 원인인 부동화를 해소하기 위하여 혼자서도 간단히 할 수 있는 운동 세 가지를 소개해 드렸습니다. 휴식 시간이나 출퇴근 전후의 빈 시간대에는 알려드린 운동을 꼭 해보시길 바랍니다.

여기에 추가로 제안하고 싶은 습관이 하나 더 있습니다. 바로 '일하는 중간중간 조금씩이라도 움직이기'입니다. 부동화를 예방하기 위해 작은 움직임을 더하는 일입니다.

이번 장에서는 바쁜 업무 중에도 틈틈이 할 수 있는 간단한 운동을 소개합니다. '운동'이라는 표현은 적절하지 않을 수도 있습니다. 여기서 소개할 방법은 그만큼 간단하고 사소한 '동작'이기 때문입니다.

❋ 엉치뼈 앉기에서 궁둥뼈 앉기로 고쳐 앉자

가장 먼저 소개할 동작은 '고쳐 앉기'입니다. 앞서 이야기한 대로 15분 이상 부동화되면 정맥의 혈액량이 감소합니다. 의자에 앉아 일을 할 때는 15분에 한 번 고쳐 앉아보세요. 바로 '엉치뼈 앉기'에서 '궁둥뼈 앉기'로 자세를 바꾸어보는 것입니다.

엉치뼈 앉기에 대해서는 이미 한번 언급한 적 있는데, 골반을 뒤로 눕힌 채 구부정하게 앉는 자세를 가리킵니다. 골반의 엉치뼈(엉덩이 위쪽에 자리한 뼈)를 의자 바닥에 대고 앉은 자세로 일반적으로 엉덩이를 눕히고 어깨를 기대어 편하게 앉은 자세를 떠올

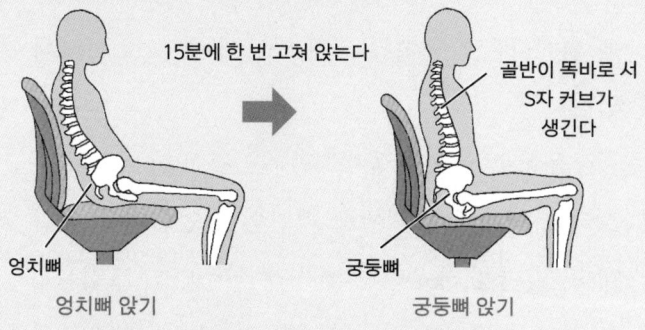

려 보면 됩니다.

이 자세는 편안해 보이지만 실제로는 등과 허리에 부담을 주며 일자 허리의 원인이 됩니다. 장시간 의자에 앉아 일하면 대부분은 점점 엉치뼈로 앉는 자세를 취하게 됩니다. 이를 15분에 한 번, 골반을 세운 '궁둥뼈 앉기'로 고쳐 앉는 것입니다. 궁둥뼈 앉기는 엉덩이 아래, 엉덩이와 다리가 연결된 부분에 튀어나온 궁둥뼈를 의자 바닥에 대고 앉은 자세입니다.

궁둥뼈로 앉으면 등이 펴지는 것이 느껴집니다. 그리고 허리나 어깨에도 약간의 편안함이 느껴집니다. 골반을 세우면 자연스레 척추가 부드러운 S자 커브를 그리게 됩니다. S자 커브는 척추의 본래 형태로 자연스러운 자세이기 때문에 허리와 등근육의 부담이 줄어듭니다.

나아가 컴퓨터로 업무하면서 약간 앞으로 기울어지게 되는 목뼈도 자연스러운 커브가 살아납니다. 목과 어깨 근육도 부담으로부터 해방됩니다. 엉치뼈 위로 앉은 채 부동화되어 있던 온몸의 근육이 고처 앉기를 통해 일단 움직인다는 데에도 의미가 있습니다.

앞서 이야기한 대로 본래부터 자세가 좋은 사람, 즉 궁둥뼈 앉기가 습관이 된 사람도 주의해야 할 사항이 있습니다. 아무리 좋은 자세라고 해도 계속 같은 자세로 있으면 부동화의 굴레에서 벗어날 수 없다는 점입니다. 따라서 평소 궁둥뼈로 앉는 사람이라도 반드시 15분마다 고쳐 앉길 바랍니다. 일단 몸에 힘을 빼고 편하게 앉았다가 다시 궁둥뼈 앉기 자세를 취하면 됩니다. 이때는 근육을 긴장시켜 자세를 바로잡는 것이 아니라 골반 위에 척추를 바르게 쌓아 올린다는 느낌으로 가능한 한 힘을 뺀 채 바른 자세를 취해보세요.

✹ 아무리 고쳐 앉더라도 계속 앉아있는 건 NO!

15분에 한 번 고쳐 앉더라도 앉은 채로 오랫동안 일하는 것은 역시 좋지 않습니다. 가능하면 30분에 한 번은 일어나서 몸을 움직여 주세요. 여기에 어깨뼈 떼어내기 스트레칭 같은 운동까지 함께 해주면 금상첨화겠지요.

피치 못하게 오랫동안 앉아서 일해야만 한다면 앉는 자세를 바꿔보세요. 다리를 넓게 벌려 앉아보는 것을 추천합니다. 무릎을 척 벌리고 위풍당당하게 의자에 앉아 전황을 지켜보는 장군의 모습을 떠올려 보세요. 이 자세라면 비교적 근력을 사용하지 않은 채 자세를 유지할 수 있으므로 오랫동안 일할 때도 버티기 쉬워집니다. 약간 버릇없어 보이는 자세이지만 책상 아래에서 이루어지는 동작이니만큼 괜찮지 않을까요? 물론 어떻게 앉든지 가능한 한 자주 일어나서 움직이도록 신경 써주세요.

> 여기가 포인트
>
> 자세가 좋든 나쁘든 15분에 한 번은 고쳐 앉자.

턱만 당겨도 자세가 리셋된다

부동화와 스트레스에 더해 자세 역시 결림과 통증에 큰 영향을 미칩니다. 간단히 정리해 보면 아래와 같은 자세가 결림과 통증을 악화시킵니다.

- 몸을 앞으로 숙인 자세
- 턱을 앞으로 내민 자세
- 등이 굽은 자세
- 엉치뼈 앉기 (몸을 뒤로 젖히고 편안히 앉은 자세)

반대로 머리를 들어 턱을 당기고 허리를 곧게 편 궁둥뼈 앉기 자세가 '좋은 자세'입니다. 직접 해보면 바로 이해될 것입니다. 좋은 자세를 취하는 습관으로 앞서 '고쳐 앉기'를 알려 드렸습니다. 또 하나 추천하는 간단한 습관이 바로 '턱 당기기'입니다.

방법도 간단합니다.

① 먼저 턱을 당깁니다.
② 한 손을 가볍게 쥐고 검지로 턱끝을 누릅니다.
③ 살짝 힘을 주어 10초간 턱을 늘립니다.

✺ 턱을 당기면 목 근육이 단련된다

로댕의 〈생각하는 사람〉 자세에서 등은 펴고 턱은 당긴 모습을 떠올려 보세요. 턱을 누르면 당연히 앞으로 나가있던 턱이 안으로 들어갑니다. 그뿐만 아니라 자연스레 등이 펴지고 골반이 세워지는 것도 느껴질 것입니다. 즉, 턱을 누르면 간단하게 자세를 리셋할 수 있습니다.

턱을 누르면 턱은 그 힘을 반사해 앞으로 나가려고 하는데, 이때 목 근육이 단련되는 효과도 생깁니다. 근육이 강해질수록 혈액순환도 원활해지니 결림과 통증 개선에도 도움이 됩니다. '고쳐 앉기'와 함께 사무실에서 간단하게 할 수 있는 동작이니 꼭 습관으로 만들길 바랍니다.

'턱 당기기'로 자세 리셋하기

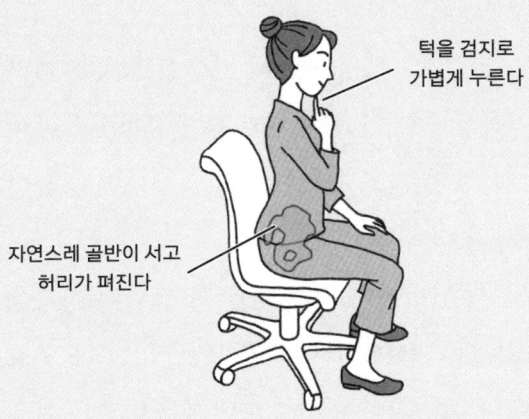

턱을 검지로 가볍게 누른다

자연스레 골반이 서고 허리가 펴진다

여 기 가 포 인 트

턱을 당기면 따로 의식하지 않아도 자세가 좋아진다.
고쳐 앉기와 같이 하면 효과가 더 커진다.

어깨뼈만 모아도 허리가 펴진다

제3장에서 소개한 세 가지 운동 중 어깨뼈 떼어내기 스트레칭은 앉은 채로도 가능한 가장 간단한 운동입니다. 업무 시간 중 몇 번이라도 해보길 추천합니다.

다만 움직임이 크기 때문에 사무실 환경에 따라 하기 어려울 수도 있겠죠. 일과 중에 본격적으로 어깨뼈 떼어내기 스트레칭을 하기 어렵다면 틈틈이 어깨뼈를 움직여 봅시다.

방법은 간단합니다. 어깨뼈를 꽉 모아서 가슴을 펴면 됩니다. 어깨뼈 떼어내기 스트레칭만큼의 효과는 아니지만 이 동작만으로도 부동화된 근육을 꽤 많이 움직일 수 있습니다. 어깨뼈를 모으면 자연스레 허리가 펴집니다. 고쳐 앉기, 턱 당기기와 같이 어깨뼈 모으기도 자세를 리셋하는 효과가 있는 것이죠.

오랜 시간 책상 앞에 앉아 있어야만 한다면, 결림

과 통증을 예방하는 습관으로 고쳐 앉기, 턱 당기기, 어깨뼈 모으기까지 세 가지 간편한 동작을 꼭 몸에 익혀서 틈틈이 해보시길 바랍니다.

> **여기가 포인트**
>
> 타이머를 활용해 세 가지 동작을
> 주기적으로 하는 습관을 들이자.

짐볼과 똑같은 효과를 내는 사무용품은?

최근 사무실 의자 대신 짐볼에 앉아 일하는 사람이 늘었습니다. 이는 부동화를 피하는데 무척 좋은 방법입니다. 불안정한 볼 위에 앉아 있으려면 계속 균형을 잡기 위해 움직여야만 합니다. 부동화가 되려야 될 수 없는 것입니다. 실제로 짐볼을 활용했더니 어깨 결림과 요통이 사라졌다는 경험담도 적지 않습니다. 만약 할 수 있다면 사무실 의자를 짐볼로 바꿔보길 추천합니다.

가능한 한 많은 회사에서 짐볼을 도입하면 좋겠습니다만 현실적으로 불가능한 경우가 많겠죠. 이럴 때는 모든 사무실에 반드시 있을 만한 도구를 짐볼 대신에 활용해 봅시다. 그 도구란 바로 여러분이 항상 사용하고 있는 사무실 의자입니다. 대부분의 사무실 의자에는 바퀴가 달려 있습니다. 사무실 의자는 짐볼과 다르게 제멋대로 움직이지는 않습니다. 그러나 바퀴가 달려있는 의자라면 직접 움직이게 할 수 있습니다. 일하면서 스스로 의자를 움직여 보

> 사무실 의자를 짐볼처럼

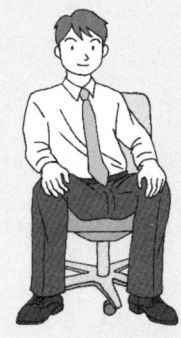 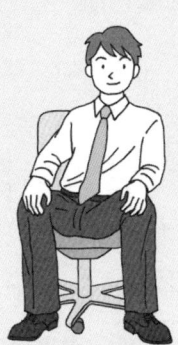

좌우로 움직인다

발이 아닌 골반을 움직이도록 주의하는 게 포인트

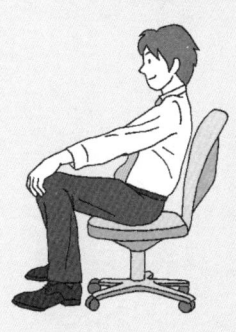 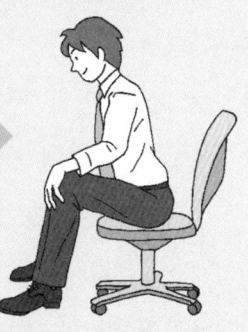

앞뒤로 움직인다

세요. 부동화를 방지할 수 있습니다.

🌸 비결은 '골반'의 움직임을 의식하기

그렇다면 의자를 어떤 방식으로 움직이면 될까요? 당연한 이야기이지만, 발을 바닥에 붙이고 앞뒤 좌우로 움직이면 의자도 그에 맞춰서 움직입니다. 이때 발로 지면을 밀어서 움직이는 것이 아니라 골반으로 움직이도록 신경 쓰면 더욱 효과적입니다. 처음에는 어렵게 느껴지겠지만 익숙해지면 컴퓨터를 조작하면서 허리 아래만 움직일 수 있게 됩니다. 이 움직임에 의해 골반부터 목까지의 뼈가 부드럽게 형태를 바꾸며 그 주변의 근육도 움직이게 됩니다.

약간 주위의 시선을 사로잡을 수도 있는 동작이지만 업무 중에 가끔 하는 정도라면 괜찮지 않을까요? 상사나 동료가 '뭐 하고 있어?' 하고 묻는다면 '어깨 결림이나 요통에 좋대요' 하고 알려주세요. 사무실 의자는 일반적으로 부동화를 일으키는 원흉이라 여겨집니다. 그런 의자도 약간만 생각을 바꾸면 부동화를 막고 결림과 통증을 해소할 도구로 활용할 수 있습니다.

🌸 요즘 유행하는 '모션 데스크'의 효과는?

서서 일할 수 있는 모션 데스크도 짐볼과 마찬가지로 어깨 결림과 요통에 효과가 있다고 알려져 최근 유행하고 있습니다. 서서 일하면 앉아서 일할 때보다 더 많이 움직일 수 있으니 그 자체로 상당히 좋습니다. 그렇지만 일에 집중하다 보면 서있는 자세 그대로 부동화되는 경우도 있습니다.

실제로 편집자로 일하고 있는 제 지인은 모션 데스크를 애용하지만, 심각한 어깨 결림으로 고통받고 있습니다. '컴퓨터 앞에서 고민에 빠지면 어느샌가 한쪽 팔을 기댄 자세로 계속 일하고 있다니깐'이라고 하더군요.

서서 일하더라도 같은 자세로 계속 서 있는다면 심각한 어깨 결림이나 요통으로 고통받기에 십상입니다. 이런 분들은 업무 중에 주기적으로 까치발을 들었다가 쿵 착지하는 '발꿈치 내려놓기'를 4~5번 하여 온몸의 근육을 털어주면 좋습니다.

어떤 자세로 일하든지 반드시 부동화를 피하는 것, 가능한 한 많이 움직이는 것이 중요하다는 사실을 다시 한번 강조하겠습니다.

> **여기가 포인트**
>
> **발이 아니라 골반으로 의자를 움직이도록
> 신경 쓰는 것이 중요하다.**

책상에 팔을 기대자

앞서 사무실 의자를 활용한 노하우를 알려 드렸는데, 의자뿐 아니라 책상도 결림과 통증 방지에 활용할 수 있습니다. 어떻게 활용할 수 있을까요? 바로 팔의 무게를 지탱하는 데 책상의 도움을 받는 것입니다.

✺ 알고 보면 상당히 무거운 인간의 팔

인간의 팔은 양쪽 무게를 합치면 체중의 약 10퍼센트에 해당합니다. 머리와 어깨 주변 근육이 무거운 머리를 지탱하기 위해 무척 애쓰고 있다는 이야기는 제1장에서도 했지요? 그와 마찬가지로 상당한 무게를 지닌 팔을 지탱하기 위해서도 근육은 일하고 있습니다. 등세모근과 어깨올림근 같은 어깨 주변 근육이 여기에 해당하는데, 딱 어깨 결림을 유발하는 근육입니다. 이 말은 곧 팔의 무게를 지탱하는 업무로부터 해방되면 어깨 주변부의 결림과 통

집중하면 어깨에 힘이 들어간다

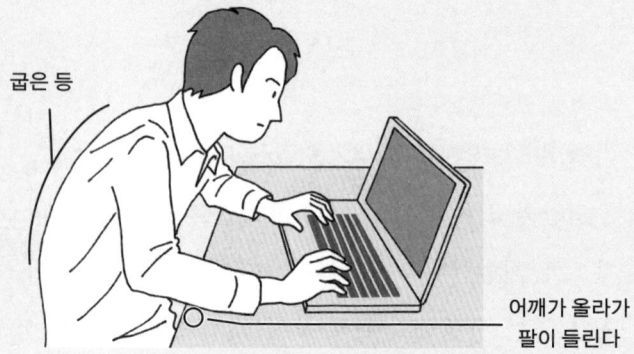

증이 개선된다는 뜻입니다.

그렇다면 어떻게 해야 할까요? 팔의 무게를 근육으로 지탱하지 말고, 업무를 보고 있는 책상에 맡기면 됩니다.

사무직 업무의 중심이라고 할 수 있는 컴퓨터 조작을 예로 들어 설명해 보겠습니다. 키보드를 치거나 마우스를 움직일 때 대부분 손바닥이 시작하는 부분(손꿈치)을 책상 위에 올려 두지요. 즉, 팔의 무게는 책상에 걸려 있습니다. 하지만 실제로 업무에 집중하다 보면 상황이 달라집니다. 점점 어깨에 힘이 들어가고 팔이 들린 상태로 손끝을 움직여 키보드와 마우스를 조작하게 됩니다.

어깨만 올라가는 데 그치지 않고 머리는 앞으로 기울어지고 등이 굽는 등 상체의 자세가 연쇄적으로 나빠지는 경우가 많습니다. 이 때문에 컴퓨터 작업은 어깨 결림을 유발하기 쉽습니다.

✺ 의식적으로 어깨 힘을 빼자

이렇게 되지 않으려면 의식적으로 어깨 힘을 빼고 책상에 팔을 올려 두어야 합니다.

일을 시작하기 전 책상 위에 손을 두고 어깨 힘을 뺍니다. 손꿈치 부분에 무게가 실려있는 것을 확인하세요. 이때 등이 굽지 않도록 주의해 주세요. 책상의 폭이 넓다면 키보드와 마우스를 몸에서 멀리 떨어트려서 아래팔 전체를 책상 위에 둘 수 있도록 조정하면 좋겠습니다. 팔을 책상에 올려 두면 무게가 가해지는 부분이 아프다고 느낄 수도 있습니다. 이때는 부드러운 팜레스트(키보드 앞에 두는 쿠션 같은 용품)를 사용해 보기를 추천합니다.

업무 중에도 기회가 있을 때마다 어깨가 올라가지는 않았는지 확인해 보세요. 저도 모르는 사이에 습관처럼 어깨 근육으로 팔을 들어 올리고 있었다면 다시 한번 팔을 책상 위로 돌려놓으세요. 앉은 자세를 고칠 때 함께 확인하면 좋겠죠?

아무리 신경 써도 무의식중에 어깨에 힘이 들어가는 경우가 많습니다. 이럴 때는 오른쪽의 그림처럼

팔은 책상에 맡기고 근육을 쉬게 하자

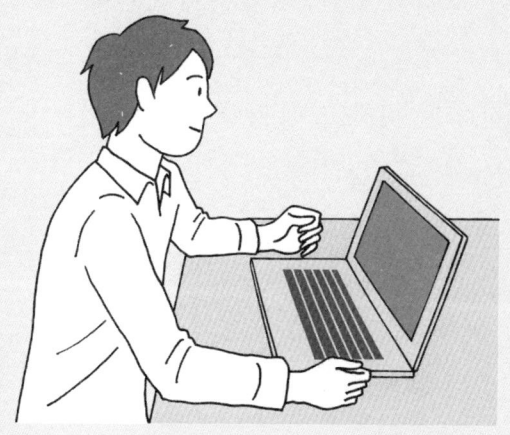

책상 위에 팔을 편안히 두어 어깨 근육이 쉴 수 있도록 신경 써보세요.

이렇듯 무거운 팔을 지탱하는 힘든 일로부터 어깨 근육을 해방하는 것만으로도 어깨 결림이 상당히 개선될 것입니다.

팔을 지탱한다는 측면에서 팔걸이가 있는 의자를 쓰는 것도 효과적입니다. '팔걸이 달린 의자는 부장 이상부터' 같은 규칙을 두는 회사도 있다고 하던데 가능하다면 활용해 보길 바랍니다.

여기가 포인트

어깨 근육은 생각 이상으로 열심히 일하고 있다.
근육에도 휴식을 주자.

일부러 걷는 습관을 들이자

업무 중에 할 수 있는 간단한 운동과 자그마한 습관을 살펴보고 있습니다. 가장 마지막으로 소개할 습관은 '영업 사원 따라 하기'입니다. 머릿속에 물음표가 떠오를 텐데요. 바로 설명을 시작하겠습니다.

대학병원에 근무하고 있다 보니 매일같이 제약회사의 영업 담당자를 만납니다. 아시다시피 제약 영업은 휴일 근무도 잦은 매우 힘든 직종입니다. 그러다 보니 건강이 나빠지는 사례도 있지만, 전반적으로는 무척이나 건강하고 활기가 넘칩니다. 특히 어깨 결림이나 요통으로 고통받는 사람은 거의 본 적이 없습니다.

이전에 설문조사를 한 적이 있는데, 영업직은 어깨 결림이나 요통이 적다는 결과가 나왔습니다. 이 책을 여기까지 읽었다면 그 이유가 짐작이 가지 않나요? 영업직은 '외근'이 많은 직무입니다. 항상 여기저기 돌아다니며 움직이다 보니 부동화가 일어나기 어렵습니다. 따라서 결림과 통증으로 고통받는 경우가 적은 것입니다.

🌸 일과 중 이리저리 돌아다니자

오랜 시간 책상 앞에 앉아 일하는 사무직 여러분들에게 영업 사원을 따라 하라고 강조하는 것은 업무 중에 가능한 한 많이 돌아다니라는 뜻입니다. 물론 내근직이면서 영업 사원처럼 외근을 다니기는 불가능합니다. 하지만 약간만 노력한다면 활동량을 늘릴 수 있습니다.

예를 들어 앞서 설명한 발꿈치를 들었다가 쿵 떨어트리는 '발꿈치 내려놓기'를 2~3번 하여 전신 근육을 상하로 진동시키는 것만으로도 효과가 있습니다. 추가로 아래 행동들도 참고하세요.

- 메일, 전화로 할 수 있는 일이라도 직접 가서 이야기하기. 엘리베이터보다는 계단으로 가자.
- '편의점 갈 건데 뭐 사다 줄까?' 하고 묻는 동료에게 필요한 것을 부탁하기보다는 같이 간다.

- 물을 충분히 마신 뒤 참지 말고 화장실에 자주 간다.
- 영업 담당자가 '고객사에 같이 방문해서 설명해 줄 수 있을까?' 같은 부탁을 한다면 적극적으로 대응한다. 나아가 '같이 갈까요?' 하고 먼저 물어보기도 하자.
- 이외에도 이런저런 이유를 붙여서 돌아다닌다.

항상 여기저기 돌아다니면 주변으로부터 눈총을 받을까 봐 걱정되나요? 일어나서 걷는 기회를 늘려 부동화를 막고 결림과 통증을 완화할 수 있다면 업무 퍼포먼스는 분명히 올라갑니다. 일만 잘한다면 뭐라고 할 사람은 없습니다.

사무실을 돌아다니다 보면 평소에 이야기하지 않았던 사람과도 대화하게 되어 사내 커뮤니케이션이 활발해진다는 '덤'도 따라옵니다. 건강한 영업사원을 따라 하며 사무직 여러분들도 모두 조금씩 돌아다녀 보세요.

제4장에서는 바빠서 시간이 없는 사람도 일과 중에 할 수 있는 간단한 습관 6가지를 소개했습니다. 하나같이 김빠질 정도로 간단한 동작입니다. 쉽지

만 확실하게 효과를 체감할 수 있는 동작만 알려 드렸으니, 습관처럼 매일 해보세요. 이렇듯 작은 동작 하나하나를 쌓아가며 '부동화'와 멀어져야만 고통스러운 결림과 통증으로부터 자유로워질 수 있습니다.

제5장에서는 일상의 작은 변화로 여러분을 통증에서 해방시켜 줄 8가지 비결을 소개하겠습니다.

여기가 포인트

**몇 시간 내내 앉아 있어서는 안 된다!
이것만이라도 신경 쓰자.**

제4장 정리

- 사무직은 15분마다 '엉치뼈 앉기'에서 '궁둥뼈 앉기'로 고쳐 앉자.

- 고쳐 앉더라도 계속 앉아만 있는 건 NO! 가능하면 30분마다 일어나 움직이자.

- 자세가 안 좋다면 틈틈이 '턱 당기기'로 자세를 바로잡자.

- 시간이 없을 때는 어깨뼈 모으기로 부동화를 막아보자.

- 사무실 의자에 바퀴가 달려있다면 짐볼에 앉듯이 골반을 움직여 보자.

- 집중하면 무의식적으로 어깨에 힘이 들어간다. 중간중간 어깨 힘을 빼자.

- 이런저런 이유를 붙여 사무실 안을 돌아다니면서 부동화를 방지하자.

제5장

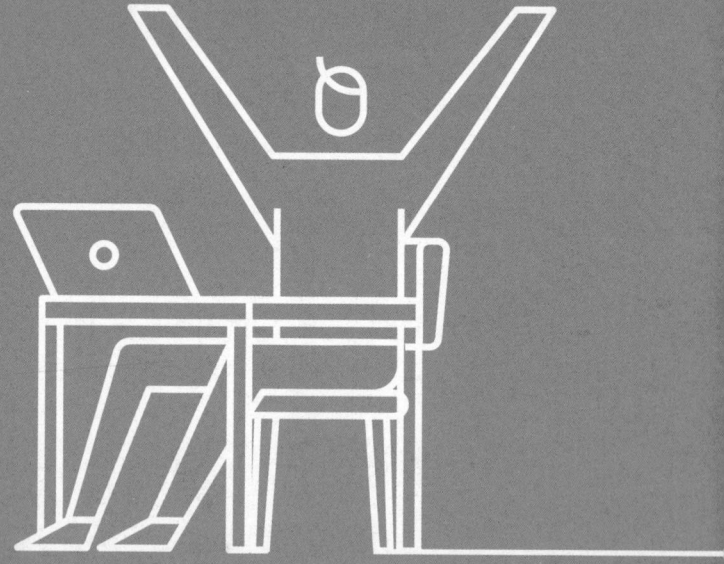

생활 습관을
조금만 바꾸자!

결림과 통증에서 벗어나는 8가지 비결

목이 아프다면 등받이 없는 의자에 앉기

제5장에서는 결림과 통증을 완화하는 데 도움이 되는 생활 습관을 알려 드립니다. 지금까지 소개한 마사지와 운동에 더하여 이 습관을 일상생활 속에서 조금만 실천하면 매일매일을 건강하게 보낼 수 있습니다. 이는 업무 퍼포먼스 향상으로도 이어질 것입니다.

첫 번째로 소개할 습관은 목 주변 통증으로 고민하는 분들이 일과 중에 꼭 챙겼으면 합니다. 바로 '등받이 없는 의자에 앉기'입니다. 언뜻 생각하면 등받이가 있어야 몸을 기댈 수 있어 더 좋을 것 같습니다. 특히 헤드레스트(머리 받침대)까지 붙어있는 고가의 의자는 목의 부담을 낮춰주는 것처럼 느껴집니다. 그런 효과가 전혀 없다고는 할 수 없지만, 등받이나 헤드레스트는 장점보다 단점이 더 큽니다. 골반을 젖힌 채 앉는 '엉치뼈 앉기' 자세를 취하기 좋은 데다가 그대로 부동화되기도 쉽기 때문이죠.

엉치뼈 앉기 자세가 결림과 통증을 일으킨다는 사실은 앞서 설명했습니다. 목이 아프다고 등받이에 기대어 앉으면 엉치뼈로 앉게 되고 척추의 정상적인 S자 커브까지 무너집니다. 그러면 척추와 이어진 목도 바른 형태를 유지하지 못해 결과적으로는 목 통증이 더욱 심해집니다.

✺ 기대지 않으면 궁둥뼈로 앉을 수 있다

이를 방지하기 위해서는 등받이가 없는 의자에 앉으면 됩니다. 뒤로 기대어 편하게 앉을 수 없으니 자연스레 골반을 세운 궁둥뼈 앉기 자세를 유지하게 됩니다. 목이 아픈 사람일수록 등받이 없는 의자를 추천하는 이유가 여기에 있습니다. 만약 직장에서 등받이 없는 의자를 선택할 수 있다면 꼭 그렇게 하세요. 짐볼이라면 더욱 좋습니다.

등받이 있는 의자를 쓸 수밖에 없다면 일과 중에 되도록 등받이에 기대지 않도록 신경 써주세요. 의자의 살짝 앞부분에 앉으면 골반을 세워 궁둥뼈 위로 앉을 수 있습니다. 등받이에 기대지 않고 '자립'하도록 노력해 봅시다. 고쳐 앉을 때마다 무의식중에 등받이에 기대지 않았는지 확인하길 추천합니다.

여기가 포인트

업무도 자세도 '자립'이 중요하다.

뒤척이는 수면 환경 조성하기

사무직은 의자에 앉아 일하는 시간이 깁니다. 일하는 시간 다음으로는 잠을 자면서 많은 시간을 보냅니다. 심신의 피로를 푸는 데 수면이 없어서는 안 된다는 점은 누구나 동의할 것입니다. 하지만 잠을 잘 때에도 일할 때와 비슷한 정도로 부동화가 일어나기 쉬우므로 주의가 필요합니다. 잠자는 동안 거의 움직이지 않는 것은 당연한 일이겠죠.

✺ 수면 중 부동화가 일어나기 쉬운 사람은?

특히 주의가 필요한 사람은 업무로 지친 사람, 불면증이 있어 수면유도제를 복용하는 사람, 술에 취한 상태에서 잠드는 습관이 있는 사람 등입니다. 이런 사람들은 아침까지 뒤척이지 않고 마치 죽은 듯이 움직이지 않을 때가 많습니다. 보통은 수면 중에도 계속 같은 자세를 유지하면 몸이 불편함을 느끼기 때문에 자세를 바꾸도록 뒤척이게 마련입니다.

그러나 술, 수면유도제, 피로 등의 원인으로 감각이 마비되면 불편함을 느끼기 어려워지고, 같은 자세를 유지하게 되면서 부동화가 일어나기 쉽습니다.

🌸 잠을 잘못 잤나? '담'도 부동화가 원인

자고 일어난 뒤 목이나 허리에 담이 결리는 증상은 보통 갑작스럽게 나타납니다. 평소의 어깨 결림보다 훨씬 고통스럽지요. 담과 결림이 발생하는 메커니즘은 동일합니다. 취침 중 바닥에 닿아있는 면에 수분이 모이며 혈액순환이 나빠지고 부종이 생깁니다. 그러면 주변 근육의 활주성이 나빠집니다. 이 현상이 목 주변에서 발생하면 목에 담이 결리고, 허리 주변에서 발생하면 허리에 담이 결리는 것이죠.

잘 움직이지 않다가 갑자기 움직였을 때 특히 담이 결리기 쉽습니다. 평소와는 다르게 움직여서 잘 사용하지 않았던 근육을 쓰게 될 때도 마찬가지입니다. 이는 부동화로 인해 혈액이나 기타 체액의 순환이 나빠져 부은 근육을 갑자기 움직인 탓에 염좌와 비슷한 상태가 되면서 발생합니다. 즉, 잠에서 깨자마자 일어난 순간 '삐끗'하는 것이죠.

✿ 잠들기 전 뒤척이는 연습하기

잠잘 때 부동화되지 않으려면 어떻게 해야 할까요? 자주 뒤척여야 합니다. 뒤척이는 습관은 수면 중의 부동화를 피하는 데 매우 도움이 됩니다. 어떻게 하면 취침 중 자주 뒤척일 수 있을까요?

한 가지 방법은 바로 뒤척이는 연습을 하는 것입니다. 뒤척이는 연습이라니, 머릿속에 물음표가 떠오르는 분이 많을 듯합니다. 자기 전 침대에 누워서 의식적으로 몇 번 몸을 뒤척이면 실제로 잠들었을 때 자주 뒤척이게 됩니다. 누구나 바로 해볼 수 있는 방법이니 오늘 밤부터 꼭 시도해 보세요.

✿ 뒤척일 수 있는 침구 선택하기

다음으로 신경 써야 할 부분은 바로 침구 선택입

니다. 너무 부드러운 이불이나 푹신한 매트리스는 피해야 합니다. 몸이 푹 감싸이면 뒤척이기 어렵기 때문입니다. 살짝 단단한 침구를 선택하는 편이 좋습니다.

베개도 중요합니다. 지금 사용하고 있는 베개 위에 똑바로 누워서 좌우로 움직여 보세요. 뒤척이기 좋았나요? 베개가 너무 높아도, 너무 낮아도 뒤척일 때 방해가 됩니다. 혹은 베개의 폭이 좁아서 뒤척이기 어렵다면 더 넓은 베개를 고르는 것이 좋겠죠. 편하게 뒤척이려면 어떤 형태의 베개가 좋을지 직접 누워서 확인해 보길 추천합니다.

똑바로 누웠을 때 목의 각도가 15도 정도 되면 적당한 높이입니다. 그 정도 높이라면 바닥(이불 혹은 매트리스)과 평행이 되어 뒤척이기 좋습니다. 또 바디 필로우(안을 수 있는 형태의 긴 베개)를 안고 자면 베개와 몸이 하나가 되어 뒤척이기 편해지니 시험해 볼 가치가 있습니다.

너무 좁은 침대를 사용하거나 가족과 함께 자서

뒤척이기 좋은 베개를 고르자

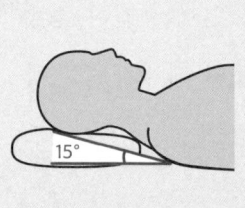

이상적인 베개

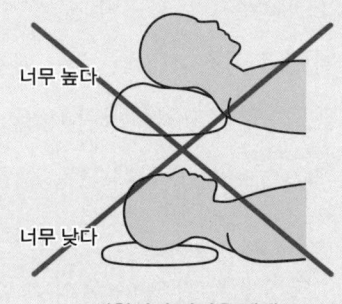

뒤척이기 어려운 베개

공간이 충분하지 않을 때도 뒤척이기 어렵습니다. '난 고양이가 다리 사이에서 잠들어서 잘 때 움직이기 어려워'라는 사람도 있습니다.

어떤 연구에서는 건강을 유지하기 위한 이상적인 뒤척임 횟수가 1분에 2회라고 합니다. 이는 상당히 극단적인 수치이지만 수면 중 부동화를 막기 위해서 뒤척임이 얼마나 중요한지 알 수 있는 지표라고 생각합니다.

뒤척임을 방해하는 수면 습관이 없는지 한번 점검해 보시길 권합니다.

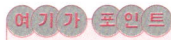

> 잘 때도 부동화되지 않도록 주의하자.

칼슘, 마그네슘 충분히 섭취하기

지금까지 결림, 통증을 방지하기 위해서는 근육을 충분히 움직이는 습관이 중요하다고 반복하여 전달했습니다. 운동의 습관화도 물론 중요하지만 동시에 식생활도 충분히 신경 써야 합니다.

※ 칼슘과 마그네슘은 근육 수축을 돕는 영양소

근육은 늘어나기도 줄어들기도 합니다. 알통이 보이도록 힘을 줄 때, 팔근육이 수축하면서 볼록 올라오는 것이 '근육 수축'입니다. 근육을 움직이는 것은 힘을 주어 수축시켰다가 힘을 빼어 늘리는 과정의 반복입니다.

근육을 수축하는 데 필요한 영양소가 바로 칼슘과 마그네슘입니다. 이 두 가지 영양분이 부족하면 미네랄 균형이 깨지고 근육은 힘을 충분히 발휘할 수 없게 됩니다. 그 원리까지 설명하기에는 너무 복잡한 이야기라 생략하지만, '칼슘과 마그네슘이 부족하면 근육의 움직임이 나빠져 결림과 통증의 원인이 된다'는 사실을 기억해 두세요.

그렇다면 칼슘과 마그네슘은 어떤 식품에 많이 들어 있을까요?

먼저 칼슘은 아래 식품에 많이 포함되어 있습니다.

- 우유, 치즈, 요구르트 같은 유제품
- 멸치
- 해조류

이어서 마그네슘이 많이 든 식품은 아래와 같습니다.

- 견과류
- 두부, 유부, 낫토 등의 콩 제품
- 깨
- 현미
- 시금치

모두 쉽게 구할 수 있는 친근한 식품들입니다. 일상생활 속에서 꼭 섭취해 주세요.

결림, 통증을 해소하는 식사법의 기본은 '칼슘과 마그네슘 충분히 섭취하기'입니다. 이를 기초로 균형 잡힌 식생활을 합시다.

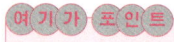

> '식사'는 건강 관리의 기본. 업무 성과에도
> 영향을 미치는 중요한 요소로 인식하자.

수분 섭취로 부교감신경 활성화하기

제2장에서 신체 조직과 조직 사이에 자리한 '근막'이라는 생소한 조직에 관해 설명했습니다. 근막은 수분을 많이 품은 유연한 조직으로, 근육이 자유롭게 움직일 수 있도록 윤활유 같은 역할을 합니다. 만약 수분의 흐름이 정체되어 근막이 부으면 근육 움직임에 방해가 되겠죠.

또한 근막에 수분이 부족해도 문제입니다. 수분이 부족하면 윤활유 역할을 충실히 수행할 수 없기 때문입니다. 또 탈수가 일어나면 혈액순환도 나빠집니다. 이 역시 결림과 통증의 원인입니다. 따라서 수분을 충분히 섭취하는 습관이 중요합니다. 물을 넉넉히 마시도록 신경 씁시다. 하루에 2리터 정도가 적당량입니다.

🌸 커피, 술을 좋아한다면 더 적극적으로 물 마시기

물을 마시는 족족 배출하는 사람이라면 더욱 주

의를 기울여야 합니다. 구체적으로는 이뇨 작용을 하는 커피나 술을 좋아하는 사람이 여기에 속합니다. 이미 많이 알고 있겠지만 카페인과 알코올 모두 몸에서 수분을 배출시키는 작용을 합니다. 따라서 수분을 충분히 섭취할 필요가 있습니다.

아무리 좋아한다고 해도 업무 중에 커피만 내내 마시면 몸에 좋지 않습니다. 물 혹은 카페인이 없는 차를 교대로 마시도록 노력합시다. 술을 좋아한다면 물이나 음료수를 꼭 같이 마셔야 합니다. 독한 술이든 약한 술이든 첫 잔을 마실 때부터 물을 준비해 두고 술과 교대로 마시기를 추천합니다.

🌸 물에는 자율신경계 조절 효과도

수분 섭취에는 또 다른 효과도 있습니다. 바로 자율신경계를 조절해 주는 역할을 하는 것이죠. 마신 물이 위장에 도달하면 이완 모드를 담당하는 부교감신경이 활성화됩니다. 이를 통해 결림과 통증의 원인인 긴장을 풀 수 있습니다. 대중 앞에서 발표하는 것처럼 긴장되는 상황에서 물을 마시면 좋은 이유가 여기에 있습니다. 물 마시기는 긴장을 푸는 가장 간단한 방법입니다.

참고로 교감신경이 우세한 긴장 모드 상태일 때는 호흡이 얕고 짧기 마련입니다. 이를 단번에 개선하는 방법이 바로 한숨입니다. '후' 하고 깊고 길게 호흡할 수 있기 때문입니다. 한숨을 쉬면 복이 달아난다는 속설도 있지만 의학적으로는 오히려 부교감신경을 활성화하여 긴장을 풀어주는 좋은 습관입니다. 스트레스를 받을 때는 사람이 없는 곳에서 있는 힘껏 한숨을 쉬어보면 도움이 될 것입니다.

이야기가 살짝 다른 길로 빠졌는데, 다시 수분 섭취 이야기로 돌아가 봅시다. 아침에 일어나자마자 물을 한 잔 마시는 것도 좋습니다. 위장이 자극되어 배변이 활발해지고 부교감신경이 적당히 활성화되어 온화한 기분으로 하루를 시작할 수 있습니다. '어깨뼈 떼어내기 스트레칭' 등의 운동은 교감신경을 활성화하는데, 교감신경과 부교감신경 모두 활발히 작동하면 자율신경계 균형이 바로잡히니 함께 해보길 추천합니다.

매일 아침 한 잔의 물과 가벼운 운동. 결림과 통증에서 벗어나는 간단하고 효과적인 방법이니 꼭 습관으로 만들어보세요.

> **여기가 포인트**
>
> 매일 아침 1컵, 하루 2리터.
> 신경 써서 물 마시는 습관을 들이자.

출근할 때는 어깨가 편한 옷을 입자

매일 입는 옷도 어떻게 선택하냐에 따라 결림에 영향을 줍니다. 갑갑한 재킷을 입었더니 어깨가 뭉쳤다는 사람도 있습니다. 몸을 단단히 조이는 사이즈의 옷은 되도록 피하는 것이 좋습니다.

❋ 겨울에는 가볍게, 여름에는 따뜻하게

겨울에는 따뜻하고 두꺼운 옷을 선택하는 경우가 많습니다. 하지만 두꺼운 옷을 입으면 몸을 움직이기 어려워져 부동화의 원인이 됩니다. 가능한 한 얇은 코트나 스웨터를 선택하도록 합시다. 마찬가지로 무거운 옷도 어깨 결림을 일으키기 쉬우니 최대한 가벼운 옷을 선택해 주세요. 겉옷으로는 패딩을 추천합니다. 요즘에는 가벼우면서도 따뜻한 고기능 소재를 쓴 패딩이나 겉옷 안에 입는 경량 패딩도 다양하게 출시되니 잘 활용해 보세요.

반대로 여름옷을 고를 때는 몸을 너무 춥게 만들

지 않아야 합니다. 겨울에는 따뜻한 옷을 입으니 문제가 없지만 여름에는 옷을 얇게 입은 채 에어컨이 켜진 장소에서 오랜 시간을 보내게 됩니다. 목 주변과 어깨, 허리가 차가워지면 혈액순환이 나빠지고 결림과 통증이 심해집니다. 특히 몸이 찬 여성분들은 주의하세요. 여름철 사무실에서는 목 주변을 노출한 복장은 피하는 게 좋습니다. 숄이나 카디건을 가져다 두었다가 걸치기를 추천합니다.

✺ 짐을 줄여 어깨 부담을 줄이자

옷과 함께 신경 쓰면 좋은 부분이 출퇴근 시 메는 가방입니다. 무거운 가방을 멘 채 출퇴근하면 몸에 부담이 가고 어깨가 뭉친다는 사실은 누구나 체감해 본 적 있을 겁니다. 특히 핸드백이나 숄더백은 좌우 한쪽에만 무게가 가해져 신체 균형을 깨트립니다. 이는 어깨뿐만 아니라 목이나 허리에도 악영향을 끼칩니다.

그렇다면 양쪽 어깨에 균등하게 무게를 싣는 백팩

은 어떨까요? 핸드백이나 숄더백보다는 더 낫다고 할 수 있습니다. 그러나 문제가 없지는 않습니다. 양어깨의 특정 부위에만 무게가 실리기 때문에 혈액순환이 나빠집니다. 나아가 무거운 짐을 비교적 쉽게 들 수 있다는 점도 문제입니다. 필요 없는 물건까지 짊어지게 만들어 몸에 더 큰 부담을 주게 됩니다.

출퇴근 가방이 핸드백이냐 숄더백이냐 아니면 백팩이냐를 따지기 전에, 무게를 최대한 줄이는 데에 신경 쓰기를 추천합니다. 쓸모없는 짐을 들고 다니지는 않는지 점검하는 것이죠.

항상 가방에 들어있지만 실제로는 필요 없거나 회사에 두고 다녀도 되는 물건이 분명히 있을 것입니다. 그런 물건은 가방에서 빼두세요. 최대한 가볍게 만든 가방을 들고 출퇴근하는 것을 목표로 삼으세요. 때로는 가방 없이 출근하는 시도를 해보는 것도 추천합니다.

> **여 기 가 포 인 트**
>
> 겨울에는 가볍게, 여름에는 따뜻하게, 짐은 간단하게.

스마트폰을 할 때는 시간과 자세에 주의하기

스마트폰을 할 때 머리를 숙이는 각도가 커질수록 목이 견뎌야 하는 무게가 늘어나고 일자 목이 생긴다는 사실은 제1장에서 설명했습니다. 스마트폰은 현대인의 필수품이니만큼 사용하지 않을 수는 없습니다. 그렇다면 어떻게 대응해야 할까요?

가장 중요한 사항은 사용 시간을 줄이는 것입니다.

업무 메일 확인하기부터 여가 시간을 보내기 위한 게임까지, 스마트폰은 정말 다양한 목적으로 사용됩니다. 그런 만큼 자기도 모르게 오랫동안 쓰기 쉽습니다. 그러니 스마트폰 화면을 연속해서 들여다보는 시간을 의식적으로 줄이도록 노력해야 합니다. 예를 들어 지하철에서는 화면을 보지 않고 이어폰으로 음악을 들으면 어떨까요? 메일은 회사에 도착해서 컴퓨터로 확인하고, 게임은 마음을 단단히 먹고 삭제하는 등의 방법도 있습니다.

스마트폰을 보는 이상적인 자세

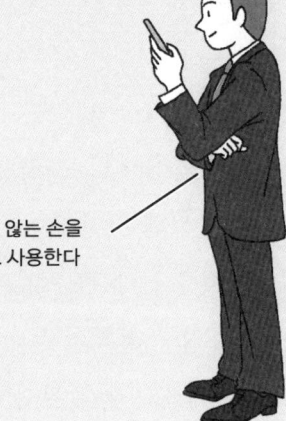

사용하지 않는 손을
지지대로 사용한다

※ 자세를 바꿔 결림과 통증을 완화하자

또 하나 주의해야 할 점은 화면을 바라볼 때의 자세입니다.

머리(목)를 앞으로 숙이고 화면을 보면 부담이 가니, 최대한 목을 세워서 머리의 무게가 목에 실리지 않는 자세를 취하는 것입니다. 이를 위해서는 가능한 한 스마트폰을 머리 높이에 가깝게 들어 올릴 필요가 있습니다.

구체적으로는 스마트폰을 들지 않은 팔로 그것을 든 팔 아래쪽을 받치면 좋습니다. 마치 팔짱을 끼는 것처럼 말이죠. 이렇게 하면 지지대를 만들 수 있습니다. 스마트폰의 위치를 높게 하는 자세가 좋다고 해서 들고 있는 팔을 허공에 띄워 두어서는 안 됩니다. 팔을 들고 있는 어깨 근육에 부담이 지워지기 때문입니다. 앞의 그림처럼 지지대를 만드는 것이 포인트입니다.

앉아서 스마트폰을 할 때는 다리를 꼬거나 무릎 위에 가방을 두어서 조작하는 팔의 지지대로 쓰면 좋겠죠. 물론 어떤 자세를 취하든지 오랫동안 스마트폰을 보지 않도록 주의하는 것이 가장 중요합니다.

> **여기가 포인트**
>
> 스마트폰을 할 때는 팔 아래 '지지대'를 만들자.

마사지 숍에서 얻을 수 있는 의외의 효능

결림과 통증을 완화하기 위한 생활 습관으로 마사지 숍 이용도 추천할 만합니다. 마사지 자체의 효과는 마사지사의 실력에 따라 상당한 차이가 날 수밖에 없습니다. 숙련된 실력자가 아니라면 속 근육을 제대로 풀지 못합니다. 대부분은 몸 겉면 근육을 푸는 수준에 그칠 뿐이라고 생각합니다. 이런 측면에서 '어깨뼈 떼어내기 스트레칭' 같은 방법이 속 근육에 효과적인 접근법이라고 할 수 있습니다.

※ 마사지 숍은 정신 건강에 좋은 영향을 준다

그렇다고 해서 마사지 숍에 가는 것이 전혀 의미 없는 일일까요? 위에서 언급한 이유와는 별개로 그 일을 포기하긴 아깝습니다.

먼저 완전한 타인에게 나의 몸을 마사지 받는다는 행위는 비일상적인 체험입니다. 이 시간 자체가 즐거운 경험이 되는 만큼 기분이 좋아지는 효과가 있습니다.

또 하나는 '힐링'과 '응원가' 효과입니다. 마사지 중 마사지사가 '여기가 뭉쳤네요.', '너무 딱딱해요. 그동안 아프셨겠어요.'와 같은 말을 거는 경우가 많습니다. 혼자 끙끙 앓아왔던 증상을 다른 사람이 알아차리고 위로해 줄 뿐만 아니라 기분 좋은 마사지까지 해준다니, 이러한 힐링의 효과는 헤아릴 수 없습니다.

프로 마사지사 중에는 이야기를 잘 들어주는 타입이 적지 않습니다. 마사지를 받으면서 '최근에 사람이 줄어서 너무 바빠요', '상사와 말이 안 통해서 힘들어요' 같이 본인도 모르게 고민을 털어놓는 경우도 많습니다. 스트레스 해소에 효과적이겠죠. 내가 겪는 고통을 인정받고 위로받으면 기운이 납니다. '여러 가지로 힘들지만, 다시 힘내보자!' 하는 의욕도 생기겠죠. 마사지에는 응원가와 같은 효과가 있다고 할 수 있겠습니다.

✺ 알아채지 못했던 결림을 발견하기도

이외에도 마사지를 받으면서 자각증상이 없던 뭉친 부위를 발견하거나 일시적으로라도 몸이 편안해진 덕분에 '힘내서 운동하면 더 나아지겠지!' 하고 의욕이 끓어오르는 효과도 기대할 수 있습니다. 자신의 생활 습관을 스스로 개선하는 노력도 중요하지만 때로는 다른 사람의 손을 빌려봐도 좋습니다.

> 여기가 포인트
>
> **마사지 숍의 효과는 '힐링'에 있다.**

지칠 때는 그냥 쉬자

지금 이 책을 읽는 여러분은 결림과 통증의 해소법을 배우고, 배운 방법을 실천하여 업무 퍼포먼스를 향상시키려고 고민하는 사람입니다. 분명 현재보다 더 나아지고 싶다는 마음으로 노력을 아끼지 않으며, 보통 사람 이상으로 열심히 살아가고 있으리라고 생각합니다. 그렇지만 '노력하지 않는 것'도 때로는 중요하다는 사실을 잊어서는 안 됩니다.

✳ '조금만 더'가 자율신경계 균형을 깨트린다

자율신경계와 결림, 통증의 관계에 관해서는 프롤로그와 제1장에서 설명했습니다. 어깨가 뭉치거나 목·허리가 아프면 자율신경계 균형이 무너집니다. 이는 세로토닌이라는 호르몬의 분비를 감소시켜 스트레스를 증가시킵니다. 반대로 자율신경계가 불균형해지면 스트레스가 많이 쌓여 결림과 통증이 심해지기도 합니다. 따라서 자율신경계 안정화가 중요하다는 이야기를 앞서 여러 번 반복했습니다.

 자율신경계를 안정화하기 어려운 타입 중 하나가 '너무 열심히 사는 사람'입니다. 아무리 스트레스를 받더라도 열심히 하려고 애쓰고, 스트레스를 받기 때문에 더더욱 그 원인을 해결하기 위해서 노력하는 사람이지요.

 업무상의 문제처럼 어떤 수단과 방법을 써서라도 당장 해결해야만 하는 문제도 있습니다. 이럴 때는 노력을 해야 합니다. 그렇지만 다른 사람의 힘을 빌릴 수 있다면 가능한 한 자신의 부담을 줄이는 방향으로 가야 합니다. 지금 당장 해결하지 않아도 괜찮은 문제라면 일단 뒤로 미뤄두세요. 잠시 쉬었다가 다시 시작했을 때 좋은 결과가 나오는 경우가 많습니다. 포기해도 되는 문제라면 그냥 던져버려도 됩니다.

 결림과 통증으로 고통받는 사무직 근로자는 대부분 너무 열심히 일하고 있습니다. 사고방식을 약간 바꿔서 때로는 '노력하지 않기 위한 노력'을 해보세요. 그 결과로 심신의 안정을 되찾으면 업무도 더 잘 풀리게 될 것입니다.

> **여기가 포인트**
>
> 책임감이 강해 무리하고 있다면
> '컨디션 관리도 내 책임'이라고 생각하자.

제5장 정리

- 등받이 없는 의자에 앉으면 궁둥뼈로 앉게 되어 몸에 가해지는 부담이 줄어든다.

- 잠잘 때도 '부동화'에 주의하자. 뒤척이는 수면 환경을 조성하자.

- 결림과 통증으로 고통받는다면 근육 수축을 도와주는 칼슘, 마그네슘을 열심히 섭취하자.

- 수분 섭취는 몸과 마음 모두에 도움이 된다. 하루 2리터를 목표로 마시자.

- 겨울에는 가볍게, 여름에는 따뜻하게 옷을 입자. 가방은 최대한 가볍게 들고 다니자.

- 스마트폰을 할 때는 빈손을 지지대로 사용하고 최대한 높이 들고 보자.

- 부지런한 사람일수록 주의! 피곤할 때는 충분히 쉬자.

특별 부록 1

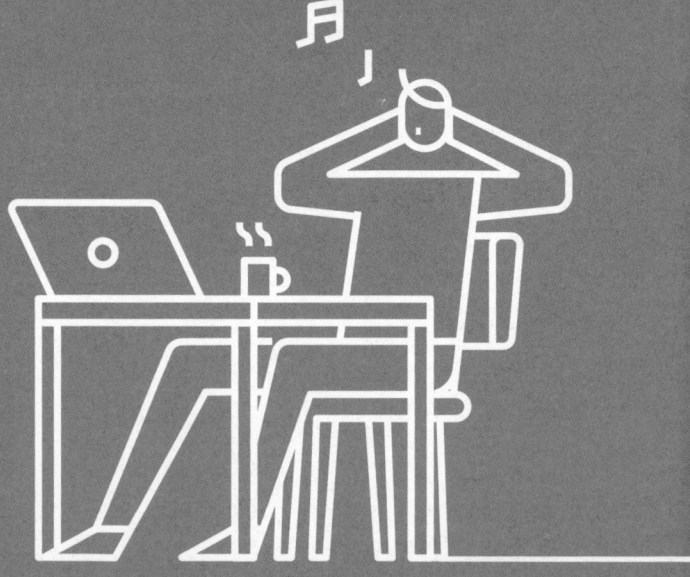

고통을 순식간에
해결하자!

사십견·오십견
신속 대처법

> 사십견·오십견은 근육이 아니라 관절 문제

'어깨 결림이 심해서 너무 힘들어요.'
'저도 오십견이 있어요. 정말 힘들죠?'
이런 대화가 회사 내에서 꽤 자주 일어나지 않나요? 저 역시 오십견으로 고생한 경험이 있습니다. 지금부터 제가 시행착오 끝에 발견한, 사십견·오십견의 통증을 즉시 해결해 주는 비법을 소개하려 합니다.

일반적으로 사십견·오십견은 어깨 결림과 같은 혹은 비슷한 질병으로 여겨집니다. 어깨 결림이 심해지면 사십견·오십견이 된다고 생각하는 분도 많

> 회전근개

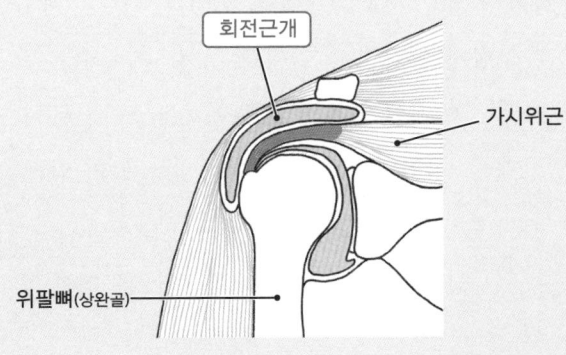

을 텐데, 실제로 어깨 결림과 사십견·오십견은 전혀 다른 질병입니다.

지금까지 살펴보았듯이 어깨 결림은 어깨 근육의 문제입니다. 그러나 사십견·오십견은 근육이 아니라 관절의 문제입니다.

어깨뼈와 위팔뼈 사이를 어깨 관절이 연결하고 있는데, 여기에는 뼈와 근육을 연결하는 '회전근개'라는 부위가 있습니다.

나이가 들면서 회전근개는 점점 닳아 없어지며 상처를 입습니다. 이른바 노화 증상 중 하나이죠. 그 결과 40대, 50대가 되면 어깨가 아파서 팔을 들 수 없는 증상이 나타납니다. 이것이 사십견·오십견의 정체입니다. 참고로 사십견과 오십견이라고 구분하여 부르지만 증상은 같습니다.

어깨 결림과 사십견·오십견은 서로 다른 증상이지만 이들 사이에는 밀접한 연관이 있습니다. 사십견·오십견이 생기면 어깨가 아파서 팔을 들기 힘들어집니다. 팔을 등 뒤로 돌리면 아파서 앞치마의 끈을 묶을 수 없다는 분도 있습니다. 머리를 뒤에서

묶거나 셔츠에 팔을 끼우기 어려워지기도 합니다. 어떤 증상이든지 포인트는 어깨 관절이 아파서 팔을 들기가 힘들다는 것입니다.

이렇게 되면 들기 어려워진 팔을 어떻게든 들어 올리기 위해 어깨뼈 주변의 근육을 동원하게 됩니다. 주로 쓰이는 근육은 등세모근입니다. 어깨 결림을 유발하는 대표적인 근육이지요. 사십견·오십견으로 움직일 수 없게 된 어깨 관절을 보완하기 위해 혹사당한 등세모근은 당연하게도 어깨 결림에 취약한 상태가 됩니다. 이 때문에 원래부터 어깨 결림으로 고생하던 사람에게 사십견·오십견까지 생기면 어깨 결림 역시 악화되기 십상입니다.

사무직의 업무 퍼포먼스를 떨어트리는 원인이 된다는 점에서도 사십견·오십견과 어깨 결림은 닮았다고 할 수 있습니다.

> 의사가 자신을 위해 고안한 사십견·오십견 신속 처방법

그러면 사십견·오십견에는 어떻게 대처하면 좋을까요? 기본적으로는 어깨 결림의 대처법을 사십견·오십견에도 응용할 수 있습니다. 이 책에서 소개한 방법을 활용해 봅시다.

<u>사십견·오십견일 때에도 가장 중요한 것은 '움직이기'입니다.</u>

원래 어깨 관절은 무척이나 잘 움직이는 부위입니다. 인간의 팔은 원숭이나 유인원의 팔과 마찬가지로 나무를 타고 한 가지에서 다른 가지로 이동하는 것은 물론 도구를 사용하거나 물건을 조립하는 등 세밀하게 움직일 수 있습니다. 이를 가능하게 하는 부위가 바로 어깨뼈입니다. 어깨 관절은 가동 범위가 넓고 자유롭게 움직인다는 특성이 있는데, 이는 어깨의 움직임에 도움을 줍니다.

그런데 현대인, 특히 사무직은 생활 속에서 컴퓨터와 스마트폰 조작으로 대표되는 한정된 동작만 취하는 경우가 많습니다. 즉, 움직임의 종류가 제한

적입니다. 그 때문에 특정한 부위에만 부담이 지워져 관절이 더 빨리 닳게 되고 사십견·오십견이 늘어나게 되었다고 볼 수 있습니다.

<u>이는 곧 인간의 어깨가 본래의 자유로운 움직임을 취한다면 이 문제에 효과적으로 대처할 수 있다는 의미입니다.</u> 앞서 소개한 방법 중 추천하고 싶은 운동이 '어깨뼈 떼어내기 스트레칭'입니다. 어깨 결림도 동시에 해소할 수 있는 만큼 어깨뼈를 적극적으로 움직여 봅시다. 이는 어깨 관절을 움직이게 하는 것과도 연결됩니다.

또 하나 추천할 방법은 '흘려 보내기 마사지'입니다. 앞서 사십견·오십견은 근육이 아니라 관절의 문제라고 했는데 어째서 근육을 풀어주는 흘려 보내기 마사지가 효과적인지 의문이 들 수도 있습니다. 이는 제 경험 속에서 발견한 효과입니다.

3년쯤 전에 저는 심각한 오십견을 앓았습니다. 처음에는 약을 먹고 관절에 주사를 맞는 등 과거 제가 환자에게 제시했던 치료법을 적용했습니다. 하지만 저에게는 잘 맞지 않았는지 증상이 좀처럼 개선되지 않았습니다. 그 이유를 고민하던 차에 만난 것이 '근막 이완 치료법'이었습니다.

근막이란 이름 그대로 근육을 감싼 막을 가리킵니다. 근막을 이완해, 즉 풀어주어 근육을 움직이기 편하게 해주는 것을 근막 이완이라고 합니다. 여기에는 생리식염수 주사를 활용합니다. 어깨 관절 주변 근육의 근막을 이완하면 오십견이 개선됩니다. 실제로 주사를 맞으니 확실한 효과가 있었습니다. 통증이 완화된 것입니다. 그러나 효과는 금세 사라져 다시 고통이 찾아왔습니다. 이에 굴하지 않고 여러 번 반복하여 서서히 어깨를 움직일 수 있도록 해나가야 했습니다.

그 과정에서 '근막 이완의 타깃 근육을 마사지하면 효과가 있지 않을까?' 하는 생각에 이르렀습니다. 바로 흘려 보내기 마사지를 해보니 예상 적중이었습니다. 어깨를 움직일 때의 통증이 순식간에 사라진 것입니다. 결국 이 마사지를 지속하면서 오십견에서 해방될 수 있었습니다. 나아가 다른 오십견 환자에게도 시행해 보면서 효과를 확인했습니다.

가시위근, 작은가슴근 마사지

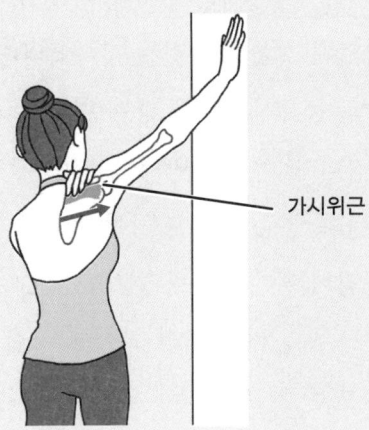

가시위근

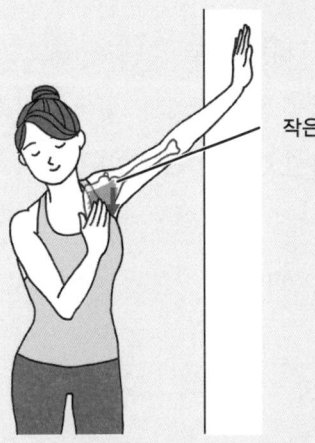

작은가슴근

이 마사지의 타깃 근육은 두 곳입니다.

첫 번째는 가시위근입니다. 어깨 뒤편, 어깨뼈에서 위팔뼈에 걸쳐 붙어있는 근육입니다. 제2장에서 설명했듯이 가시위근이 굳으면 팔을 옆으로 들기 어려워집니다. 마사지 방법도 제2장에서 설명한 그대로입니다. 통증이 있는 어깨 쪽 팔을 옆으로 들어 벽에 대면서 가시위근을 늘립니다. 그 상태에서 반대편 손을 활용해 그림의 화살표 방향으로 마사지합니다. 손을 뒤로 돌려야 해서 하기 힘들 수도 있는데, 이때는 가족이나 주변 사람의 도움을 받으면 좋겠습니다.

두 번째는 작은가슴근(소흉근)입니다. 가슴 근육 중에서도 겨드랑이 아래와 가장 가까운 부분에 있으며 어깨뼈에 연결된 근육입니다. 특히 등이 굽거나 어깨가 말린 분은 작은가슴근이 뭉치기 쉽습니다. 심해지면 가슴을 뒤로 움직이기가 어려워집니다. 작은가슴근을 풀려면 그림과 같이 팔을 옆으로 들어 벽에 대고, 아픈 근육을 늘려 위에서 아래로 흘려 보내듯이 마사지합시다.

사십견·오십견을 앓는 사람이 아픈 부위는 관절입니다. 그런데도 왜 주변 근육을 마사지하는 행위로 통증이 나아질까요? 그 이유가 아직 완전하게 밝혀지지는 않았지만 관절 주변에 자리한 근육의 부종과 연관된 것으로 보입니다. 팔을 움직이면 부은 근육이 회전근개에 닿아서 통증이 생깁니다. 부기를 빼면 그만큼 근육이 작아져 회전근개에 닿지 않으면서 통증이 사라지는 것입니다.

손쉬운 사십견·오십견 대처법이니 앞에서 소개한 운동과 함께 해보길 추천합니다.

특별 부록 2

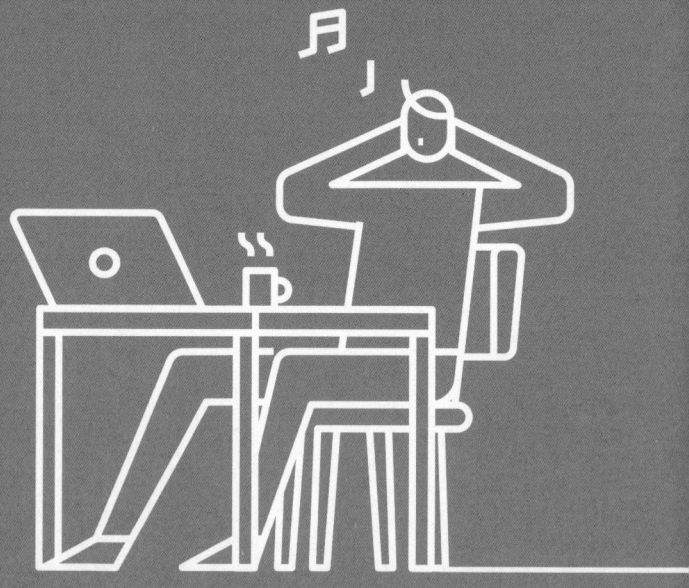

피로와 통증을
깔끔하게 해소하자!

업무 능률을 확 끌어올리는 습관

> 퍼포먼스 최상의 하루를 보내기 위해서는?

★ 기본: 자율신경계를 안정화하고 몸을 움직이는 생활

이 책에서 소개해 온 방법을 정리하는 것이 「특별 부록 2」의 취지입니다. 시간 순서대로 정리하였으니 꼭 일상생활에 적용해 보길 바랍니다. 먼저 퍼포먼스 최상의 하루를 보내기 위한 기본 사항으로 아래 두 가지를 지켜주세요.

① 자율신경계 안정화

자율신경계 안정화란 긴장 모드를 담당하는 교감신경과 이완 모드를 담당하는 부교감신경이 함께 제대로 작동할 수 있도록 하는 것을 말합니다. 사회인 대부분은 긴장 모드가 우세한 생활을 보내기 쉬운 만큼 적당한 이완 모드를 목표로 하면 좋겠습니다.

② 몸 움직이기

몸을 움직일 기회를 만들어 부동화를 피하도록 신경 써주세요. 구체적인 방법은 지금부터 설명할 텐데, 대부분은 너무나도 간단한 행동입니다. 하지만 이렇게 기본적인 일도 하지 못하는 사람들이 대다수입니다. 당연한 일을 하는 것조차 절대 쉽지 않은 것이 현대인의 생활입니다. 책에서 소개하는 습관을 하나하나, 할 수 있는 일부터 실천해 봅시다.

★ 기상

① 잠에서 깨면 갑자기 일어나지 말고 이불 속에서 한동안은 꾸물거려 보세요.

뒤척이면서 서서히 몸을 움직입니다. 다리와 어깨를 천천히 움직이세요. 이렇게 하면 어깨나 허리에 담이 결리는 것을 막을 수 있습니다.

② 일어난 뒤 먼저 물을 한 잔 마십니다.

자율신경계가 안정되고 배변 활동에도 도움이 됩니다.

③ 당기는 근육이 있다면 세안하기 전에 '흘려 보내기 마사지'를 합니다. 그다음 거울 앞에서 '어깨뼈 떼어내기 스트레칭'과 '골반 진자 운동'을 하여

몸을 풀어줍시다.

★ 출근 시

① 정시보다 빨리 출근하여 여유를 갖고 업무를 시작합시다.

아침부터 서두르거나 조급해하면 교감신경이 과도하게 흥분하여 자율신경 균형이 깨지기 쉽습니다. 아슬아슬하게 지하철에 타기보다 5분, 10분만 일찍 나가도 마음의 여유가 생깁니다.

② 지하철 안에서 스마트폰을 볼 때는 자세에 신경 쓰세요. 너무 빠져들지 않도록 주의하는 것도 중요합니다.

★ 업무 중

① 사무실에서 15분에 한 번은 고쳐 앉으며 자세를 바로잡습니다. 30분에 한 번은 일어서서 움직이면 좋겠죠.

② 휴식 시간에는 '어깨뼈 떼어내기 스트레칭', '골반 진자 운동', '까치발 체조'를 하세요. 몸이 편안해집니다.

③ 자율신경계 안정화를 위해 수분을 충분히 보충하는 것도 잊지 마세요.

★ 퇴근 후

정시에 퇴근하는 때가 있는가 하면 야근으로 늦을 때도 있겠지요. 늦든 빠르든 퇴근 후에는 짧게라도 느긋한 시간을 보내보세요.

자율신경계를 안정시키고 피로를 해소하는 방법입니다. 억지로 빨리 잠들기보단 잠깐이라도 편히 쉬면서 피로를 해소하는 편이 좋습니다. 이를 통해 수면의 질이 더 좋아질 수 있습니다.

★ 목욕 중

① 목욕하기 전에 피로해진 근육을 마사지하면서

살짝 땀이 날 정도로 어깨뼈 떼어내기 스트레칭, 골반 진자 운동, 까치발 체조를 진행합니다.

② 목욕은 원하는 만큼 즐겨보세요. 단, 피곤할 때라면 짧은 편이 좋습니다.

물에 오래 몸을 담그고 있으면 의외로 체력이 많이 소비됩니다.

③ 욕조에서는 어깨까지 물에 담가보세요.

어깨뼈 주변 근육의 혈액순환을 돕기 위해서입니다.

★ 취침 시

① 잠들기 전 내일을 위한 준비를 해둡니다.

아침에 허겁지겁 서두르지 않기 위한 방법입니다. 초등학생으로 돌아간 느낌이지만, 자율신경을 안정화하는 데 무척 효과적입니다. 나를 위해 조금 더 신경 쓰는 행위는 마음을 안정시키는 비결입니다.

② 잘 때는 머리맡에 물을 준비해 둡니다.

수면 중에는 땀을 흘리기 때문에 탈수가 일어나기 쉽습니다.

③ 자리에 누웠다면 '뒤척이기 연습'을 위해 한두 번 정도 뒤척여 봅니다.

느긋하게 몇 번 뒤척이고 나면 평온한 기분으로 잠들 수 있습니다.

이상의 행동을 습관으로 만들면 결림과 통증을 해소하고 퍼포먼스 최상의 하루를 보낼 수 있습니다. 단번에 모든 동작을 습관화하기는 어려운 만큼 하나둘 일상생활에 녹여나가 보세요. 가까이에서 봤을 때는 자그마한 변화이지만 멀리 봤을 땐 인생이 바뀌는 결과로 이어질 것입니다.

나가며

'어깨 결림으로 고통받는 사람을 위한 책인데, 읽으면서 어깨가 뭉칠 것 같으면 안 된다.'

이 책을 집필하면서 제가 다짐한 내용입니다.

문장이 어렵거나 글자가 넘쳐나거나 혹은 책이 너무 두꺼우면 내용이 아무리 훌륭해도 어깨가 움츠러든다. 그렇지 않도록 최대한 읽기 쉽게 쓰자. 그림을 활용해 이해하게 쉽게 돕자. 어깨, 목, 허리 등 다양한 부위에 증상을 지닌 독자 여러분에게 도움이 되도록 지식과 노하우를 풍성하게 담자.

이런 마음가짐으로 차곡차곡 내용을 담았습니다.

이 책에서 전달한 지식과 노하우는 모두 여러분이 겪고 있는 결림과 통증이 질병으로 인한 증상은 아니라는 것을 전제로 하고 있습니다.

발열을 동반하거나 손발이 저린 경우, 목욕이나 수면 중에 통증이 심해지는 경우, 통증이 1개월 이상 지속되고 악화되기만 하는 경우라면 정형외과 같은 병원에서 진찰받아 질병 유무를 확인해야 합니다.

마지막으로 강조하고 싶은 사항이 있습니다. 바로 '인간은 동물이다'라는 사실입니다. 여기에는 두 가지 의미가 있습니다.

첫째, 인간의 몸은 움직이도록 만들어져 있다는 점입니다. 식물과는 다르게 가만히 멈춰있어도 괜찮은 구조가 아닙니다. 따라서 같은 자세로 가만히 있으면 반드시 상태가 나빠집니다. 사무직이 일하는 방식은 몸에 크나큰 부담을 줍니다. 그 결과로 결림과 통증이 나타나는 것입니다. 일하는 방식은 쉽게 바꿀 수 없지만 틈새 시간을 활용하여 조금씩 움직여 봅시다. 이 책에서 소개한 방법을 어떻게든 활용해 보면 좋겠습니다.

'인간은 동물이다'라는 문장에는 또 다른 의미가 있습니다. 인간에게는 마음이 있습니다. 다른 동물에게도 마음이 있을지 모르지만, 인간만큼 고도의 인지능력과 정신을 가진 동물은 없습니다. 곧 인간과 다른 동물을 구분하는 기준이 마음이라고도 할 수 있겠죠.

그런 만큼 마음은 무척 중요합니다. 인생의 고민 대부분은 마음에 달려있다고 볼 수 있습니다. 현대 사회에서는 정신 건강이라는 '마음의 문제'가 점점 더 중시되고 있습니다. 스트레스를 전혀 느끼지 않거나 스트레스를 완벽하게 처리하는 사회인은 없을 것입니다. 마음의 문제는 진지하게 대응해야만 합니다.

동시에 인간 역시 동물이라는 사실을 잊어서는 안 된다고 강조하고 싶습니다. 인간다운 마음을 지탱하고 있는 것은 바로 동물로서의 신체이기 때문입니다. 행복하게 살기 위해서는 몸이 건강해야만 합니다. 마음의 건강과 안정도 실제로는 신체와 깊이 관계되어 있다는 사실을 이 책을 통해 이해했으리라 생각합니다.

항상 막연한 불안과 불만을 느끼고 우울하다, 미래에 희망이 없다, 지금 하는 업무가 재미없다, 인생에 충실감이 없다….

이러한 '마음의 문제'가 실제로 근육의 결림과 통증 같은 몸의 문제로부터 발생하기도 합니다. 이 책을 계기로 '몸의 컨디션을 조절하는 일이 마음의 건강과도 연결된다'라는 메커니즘을 이해했기를 바랍니다.

사무직 여러분들은 평소에 두뇌를 활용해 일을 합니다. 하지만 그 퍼포먼스를 좌우하는 것은 바로 몸입니다.

이 책을 집필할 때 조언과 협력을 아끼지 않은 아이하라 다카토 선생님, 원고 작성을 도와주신 가와바타 다카히토 씨, 편집해 주신 간키 출판사의 시게무라 게이타 씨에게 진심으로 감사드립니다.

이 책이 여러분의 퍼포먼스 향상, 나아가 행복한 인생에 조금이나마 도움이 되기를, 컨디션이 좀 안 좋을 때 편하게 읽을 수 있는 한 권이 되기를 바랍니다.

아주 오래 앉아있는 사람을 위한 책

놀랍도록 간편하고 짜릿하게 효과적인 사무직의 통증 해소법

발행일	2025년 10월 17일 초판 1쇄

지은이	엔도 겐지
옮긴이	신희라
편집	박성열, 신수빈
디자인	박은정
인쇄	재원프린팅
제본	라정문화사

발행인	박성열
발행처	도서출판 사이드웨이
출판등록	2017년 4월 4일 제406-2017-000041호
주소	서울시 영등포구 선유로 114, 양평자이비즈타워 705호
전화	031)935-4027 팩스 031)935-4028
이메일	sideway.books@gmail.com

ISBN   979-11-91998-53-5 (03510)

- 잘못 만들어진 책은 구입처에서 바꾸어 드립니다.
- 이 책의 전부 또는 일부 내용을 재사용하려면 사전에 도서출판 사이드웨이의 동의를 받아야 합니다.